GICHT
Wirkungsvoll lindern
Genussvoll essen

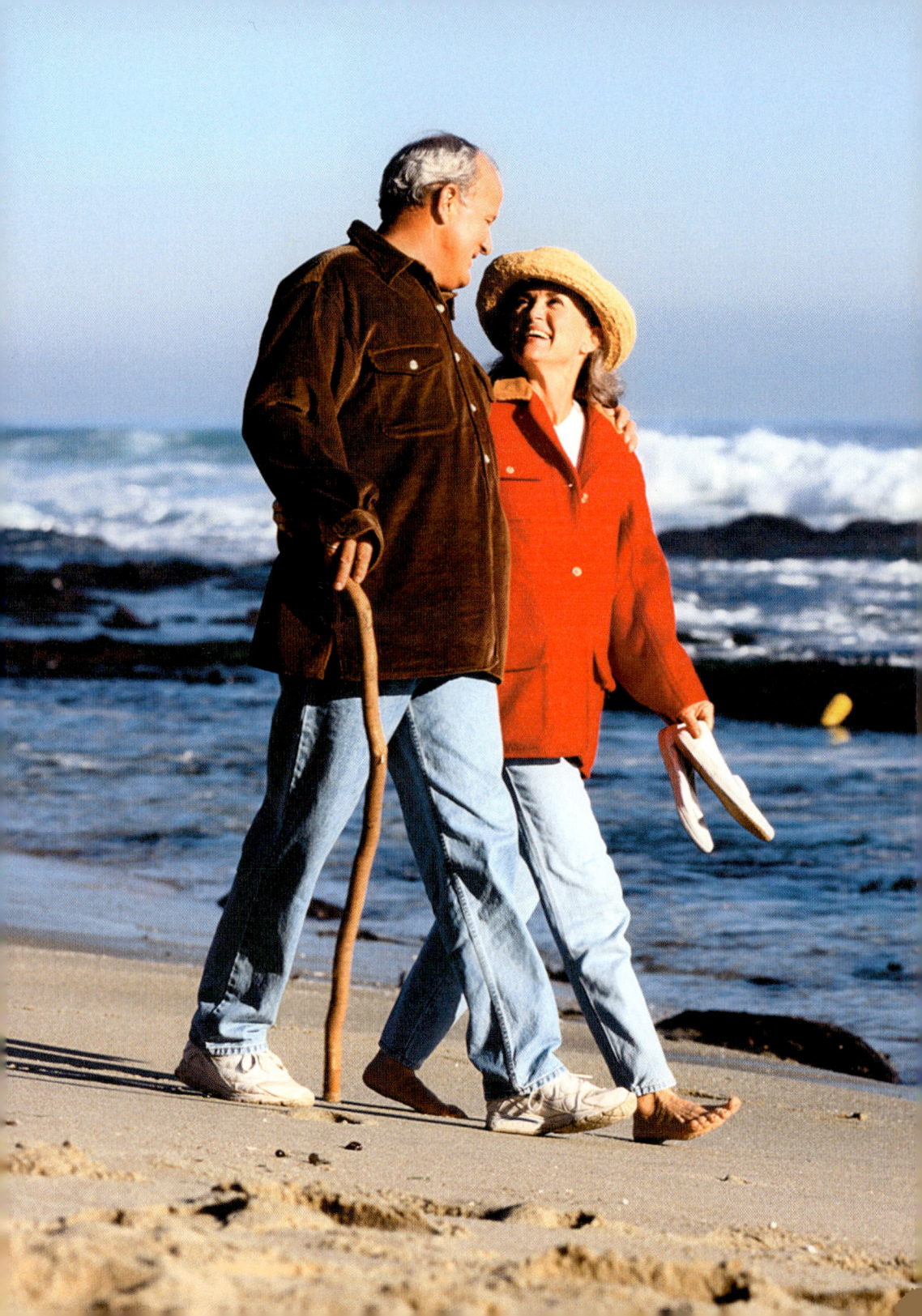

Sven-David Müller

GICHT
Wirkungsvoll lindern
Genussvoll essen

Mit Harnsäureangaben pro Portion

Empfohlen vom Deutschen Kompetenzzentrum Gesundheitsförderung
und Diätetik e.V.

Weltbild

Inhalt

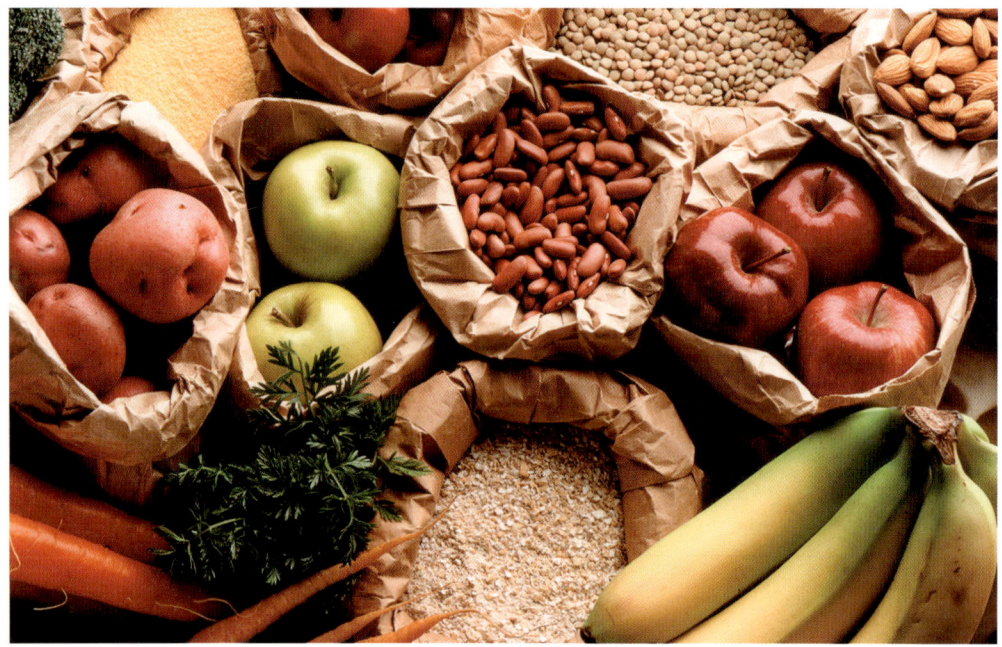

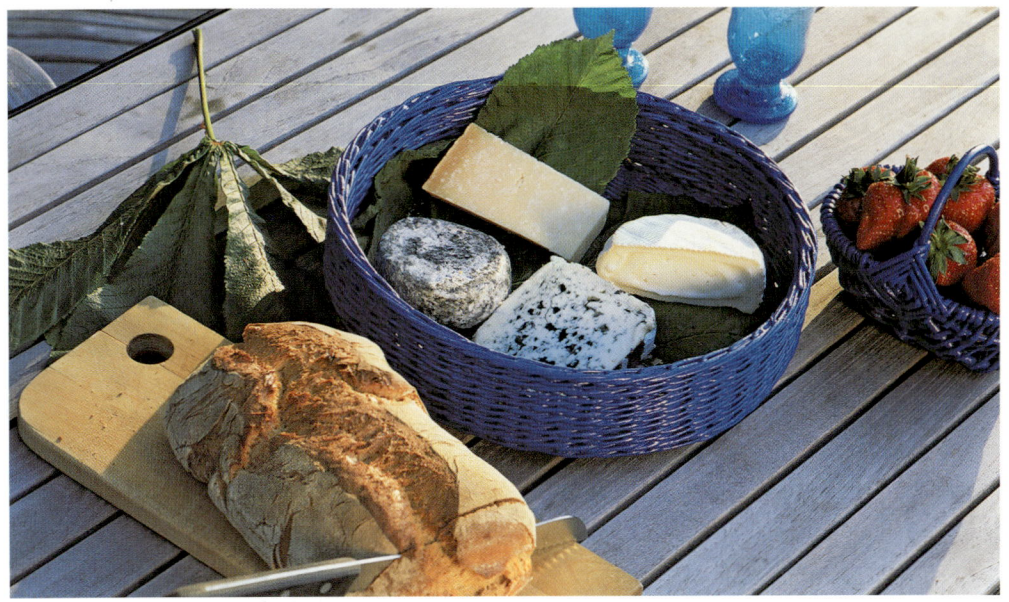

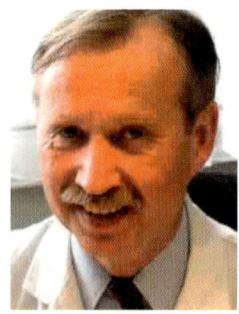

Geleitwort von
Prof. Dr. med. Hubertus Wietholtz

Liebe Leserinnen und Leser,

unter Gicht versteht der Mediziner gewisse Veränderungen als Folge von Stoffwechselstörungen, die in erster Linie den Purinstoffwechsel betreffen. Im Vordergrund stehen Veränderungen des Harnsäurestoffwechsels, die häufig mit Störungen des Kohlenhydrat- und Fettstoffwechsels kombiniert sind.

Hyperurikämie (also ein erhöhter Harnsäurespiegel im Blut) und Gicht gehören zu den sogenannten Wohlstandserkrankungen. Sie sind also im Zeitalter des Wohlstands und der allgemeinen Fehl- und Überernährung immer häufiger anzutreffen. Früher war die Gicht als Krankheit der Reichen und Schlemmer bekannt, da sie zumeist mit einem hohen Fleisch-, Wurst- und Alkoholkonsum bei Übergewicht und Bewegungsmangel einhergeht. Auch Krustentiere sind reich an Purinen.

Heute ist die Hyperurikämie nach dem Diabetes mellitus die zweithäufigste Stoffwechselerkrankung in Deutschland. Das Risiko, an Gicht zu erkranken, steigt mit der Höhe des Harnsäurespiegels im Blut. Ursachen für eine Erhöhung des Harnsäurespiegels im Blut sind eine vermehrte Harnsäurebildung im Körper und/oder eine verminderte Ausscheidung über den Urin. Im Zeitalter der Pharmakotherapie ist die kompetente und verständliche Vermittlung von ernährungstherapeutischen Maßnahmen wichtig, wie sie dem Autor des vorliegenden Werks gelingt, denn bei einem erhöhten Harnsäurespiegel und Gicht ergänzen sich Arzneimittel und Ernährungstherapie.

Der Autor legt ein übersichtliches, für die Betroffenen verständliches und hilfreiches Buch vor, das den derzeitigen ernährungsphysiologischen Stand frei von überkommenen Diätvorschriften vermittelt. Den bei Hyperurikämie und Gicht bestens geeigneten Rezepten sind wichtige Diätempfehlungen vorange-

Dieses Buch zeigt Ihnen, wie Sie einen erhöhten Harnsäurespiegel mit der richtigen Ernährung in den Griff bekommen können. So lässt sich der Ausbruch der Krankheit Gicht verhindern oder verzögern, und Sie vermeiden die äußerst schmerzhaften akuten Gichtanfälle. Verlassen Sie sich aber nicht nur auf Ihre Ernährung. Ein erhöhter Harnsäurespiegel oder eine akute bzw. chronische Gicht muss unbedingt ärztlich behandelt werden.

stellt. Kreative Kochrezepte erleichtern den Patienten, ihr Ernährungsverhalten zu korrigieren und damit der Krankheit vorzubeugen. Das Buch kann eine individuelle Ernährungsberatung zwar nicht ersetzen, es stellt aber eine wichtige und gute Ergänzung dar. Ich wünsche diesem Buch daher eine weite Verbreitung.

Mit der Gesundheit ist es eine seltsame Sache: Man weiß sie erst richtig zu schätzen, wenn man krank wird.

Deutsches Sprichwort

Prof. Dr. med. Hubertus Wietholtz
Direktor und Chefarzt der Medizinischen Klinik II
(Gastroenterologie und Stoffwechselkrankheiten)
am Klinikum Darmstadt

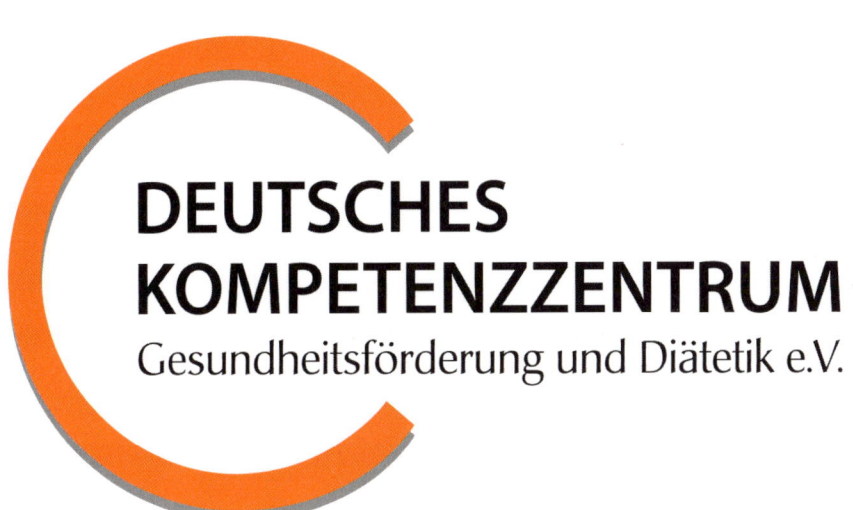

DEUTSCHES KOMPETENZZENTRUM
Gesundheitsförderung und Diätetik e.V.

Vorwort

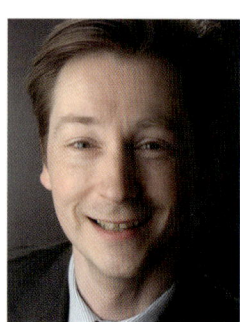

Sven-David Müller war jahrelang als Diätassistent tätig. Heute leitet der das Zentrum für Ernährungskommunikation, Diätberatung und Gesundheitspublizistik (ZEK) in Berlin.

Liebe Leserin, lieber Leser,

fast zwei Millionen Menschen in Deutschland leiden unter einem erhöhten Harnsäurespiegel oder an Gicht. Die Zahl nimmt ständig weiter zu, und die Dunkelziffer ist hoch, denn Hyperurikämie und Gicht sind klassische Wohlstandserkrankungen. Die Hyperurikämie gehört wie die Krankheit Diabetes mellitus und viele verschiedene Fettstoffwechselstörungen zum sogenannten »metabolischen Syndrom«. Ich möchte Ihnen mit diesem Ratgeber-Kochbuch zeigen, dass durch eine richtige Ernährungsweise Ihre Harnsäurewerte deutlich zurückgehen können. In vielen Fällen sind dann Medikamente nicht mehr erforderlich. Ohne eine adäquate Ernährungstherapie, wie sie in diesem Buch ausführlich beschrieben ist, kann eine medikamentöse Behandlung nicht ausreichend wirken, und dann drohen immer wieder schmerzhafte Gichtanfälle als Folge der Erhöhung des Harnsäurespiegels.

Den Arzt fragen

Besprechen Sie mit Ihrem Arzt, wie Sie Ihre Ernährungsweise zukünftig gestalten. In meiner Praxis haben alle Patienten von einer purinreduzierten Kost massiv profitiert. Besonders hervorzuheben ist es in diesem Zusammenhang, dass sich bei deutlich erhöhten Harnsäurewerten die medikamentöse Therapie und die Diättherapie optimal ergänzen und beispielsweise schmerzhaften Gichtanfällen vorbeugen können. Gut essen und gleichzeitig die Gicht bekämpfen und die Harnsäure senken – unter diesem Motto steht dieses Ratgeber-Kochbuch.

Diät (fast) ohne Verzicht

Während meiner zehnjährigen Tätigkeit am Universitätsklinikum der RWTH Aachen konnte ich bei meinen Patienten in der

Diätberatung immer wieder feststellen, dass es Vorurteile gegenüber einer purinarmen Diät gibt. Viele meiner Patienten in der Diätberatung meinten, dass es mit großen Einschnitten verbunden sei, purinarm zu essen. Oft wurde ich auch mit der Frage konfroniert, ob die gesamte Familie die neue Kost mitessen kann. In meinen für Sie erstellten Rezepten zeige ich Ihnen, dass eine purinarme Ernährung leicht zuzubereiten und vollkommen alltagstauglich ist.

Nutzen Sie die Diätberatung

Abschließend möchte ich Ihnen aber noch die individuelle Diätberatung durch qualifizierte Diätassistenten ans Herz legen. Diese Berufsgruppe wird in einer dreijährigen Ausbildung speziell auf die Beratung von Menschen mit Ernährungsproblemen vorbereitet. Die Krankenkasse übernimmt das Gros der Kosten für eine qualifizierte Diätberatung. Wenn Sie weitere Fragen oder auch Anregungen haben, melden Sie sich bitte bei mir, ich helfe Ihnen gern weiter. Die Kontaktadresse finden Sie im Anhang auf Seite 122 unter »Deutsches Kompetenzzentrum Gesundheitsförderung und Diätetik e.V.« Dort finden Sie auch die Adressen einiger anderer Organisationen, die Ihnen bei Fragen und Problemen gern weiterhelfen. Als erste Kontaktmöglichkeit bietet sich das Internet an.

Ich wünsche Ihnen viel Erfolg bei Ihrer Ernährungsumstellung und einen guten Appetit.

Es gibt tausend Krankheiten, aber es gibt nur eine Gesundheit.
Ludwig Börne

Mit freundlichen Grüßen
Ihr Sven-David Müller

Leben mit Gicht

Die Bedeutung der Ernährung bei der Behandlung der Gicht kannte schon der Dichter Wilhelm Busch. Er brachte es auf den Punkt: »Der Dicke aber – autsch! Mein Bein! – hat wieder heut das Zipperlein.« Dass sich heute eine schmackhafte und gesunde Küche einerseits und Purinarmut andererseits nicht ausschließen müssen, zeigt Ihnen dieser Ratgeber auf. Doch zuerst zu den medizinischen Grundlagen bei Hyperurikämie und Gicht, damit Sie verstehen, was Ihr Arzt warum unternimmt.

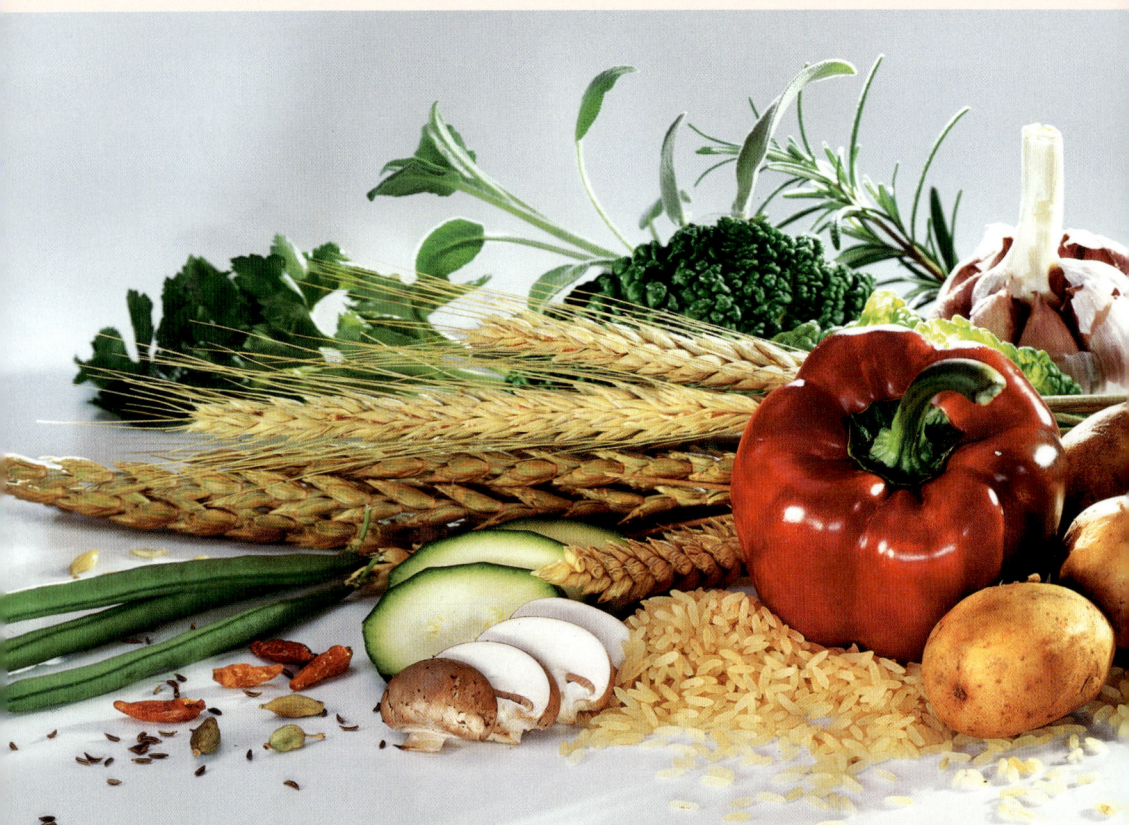

Medizinische Einführung von
Dr. med. Sandra Rossmanith

Eine Hyperurikämie ist definiert als ein erhöhter Harnsäurespiegel von mehr als 6,4 mg/dl. Der Wert wird durch eine Blutuntersuchung im Labor bestimmt. Die Hyperurikämie ist die häufigste Stoffwechselstörung in der Wohlstandsgesellschaft. Sie wird bei 20 bis 25 Prozent der Bevölkerung nachgewiesen und tritt bei Männern häufiger auf als bei Frauen. Frauen sind meist erst mit Beginn der Wechseljahre betroffen. Das Risiko eines Gichtanfalls steigt mit zunehmender Höhe des Harnsäurespiegels.

Die Gicht tritt etwa bei einem Prozent der Bevölkerung auf, vorrangig im Alter von 40 bis 60 Jahren. Harnsäure entsteht zum einen im Körper durch spezielle Abbaumechanismen und zum anderen durch die Nahrungsaufnahme bestimmter Lebensmittel, z.B. Fleisch, Fleischextrakt, Innereien und Bier. Die Ausscheidung findet über die Nieren und den Stuhl statt. Wird über einen längeren Zeitraum mehr Harnsäure produziert als ausgeschieden, kann Gicht entstehen.

Der akute Gichtanfall

Dies ist ein dramatischer Ausbruch der Gicht und wird durch einen schnellen Anstieg des Harnsäurespiegels ausgelöst. Dieser Anstieg kann durch opulente Mahlzeiten, Alkoholgenuss, nach einer Fastenzeit, durch Stress oder durch Medikamenteneinnahme entstehen. Typischerweise merkt der Patient bei einem akuten Gichtanfall einen sehr heftigen Gelenkschmerz, der oft ganz plötzlich in der Nacht auftritt. Am häufigsten ist die Großzehe betroffen. Die Haut ist gerötet, erwärmt, geschwollen und sehr schmerzempfindlich, sodass die Bettdecke nicht mehr ertragen wird. Es können auch andere Gelenke betroffen sein. Innerhalb weniger Tage bis zu einem Zeitraum von drei Wochen

Viele berühmte Männer aus der Geschichte litten an Gicht, beispielsweise Alexander der Große, Michelangelo, Peter Paul Rubens, Martin Luther, Giacomo Casanova, Johann Wolfgang von Goethe, Charles Darwin, Winston Churchill, der Schauspieler Gerd Fröbe und der deutsche Politiker Franz Josef Strauß.

kann sich der Anfall von selbst zurückbilden. Bei akuter Erkrankung kann Fieber auftreten, und im Blut sind Entzündungszeichen, z.B. erhöhte weiße Blutkörperchen nachweisbar.

Die chronische Gicht

Schon die ersten Warnsignale sollten Sie ernst nehmen und energisch gegensteuern. Vor allem sollten Sie sofort Ihre Ernährung umstellen, damit die überhöhten Harnsäurewerte auf natürliche Weise gesenkt werden können. Jede Verzögerung lässt das Risiko steigen, dass es zum akuten Gichtanfall kommt und dass die Krankheit später in ein chronisches Stadium übergeht.

Patienten, die sich keiner konsequenten Therapie unterziehen, können ein chronisches Stadium der Krankheit erreichen. Es tritt meistens nach langjährigen (5 bis 15 Jahre) erhöhten Harnsäurespiegeln auf. Durch Ablagerung von Harnsäurekristallen in den Knochen, Knorpeln und Gelenken kann es zur chronischen Schädigung der Gelenke kommen. Diese Ablagerungen können alle Knochen betreffen oder auch die Weichteile, wie z.B. den Unterarm, die Ohrmuschel oder die Achillessehne.

Häufigkeit von Gichtarthritis in Abhängigkeit von Serumharnsäure	
Harnsäure i. S. (mg/dl)	Gichtarthritis
7,0 – 7,9	jeder 6. Patient
8,0 – 8,9	jeder 4. Patient
> 8,9	90 % der Patienten

Neben den Gelenken findet die zweite Schädigung in der Niere statt, welche die Harnsäure ausscheidet. 10 bis 15 Prozent der Gichtpatienten entwickeln Harnsäuresteine. Durch Ablagerung von Harnsäurekristallen kann es zu einer Nierenerkrankung kommen. Diese entsteht nur bei sehr hohen Harnsäurespiegeln, die z.B. im Zusammenhang mit einer Chemotherapie bei einer Tumorerkrankung auftreten und zu einem akuten Nierenversagen führen können.

Der Verlauf der Krankheit

Die Gichtkrankheit verläuft in verschiedenen Phasen. Einer langen Phase ohne Krankheitserscheinungen folgt der erste akute

Gichtanfall. Diesem folgt eine krankheitsfreie Phase, die durch erneute Gichtanfälle unterbrochen wird. Nach langjährigem Verlauf entsteht die chronische Gicht.

Die Diagnostik

Die Diagnostik ergibt sich meist aus der Befragung des Patienten (Anamnese) und der körperlichen Untersuchung. Durch eine Blutuntersuchung wird der Harnsäurespiegel bestimmt. Bei schwieriger Diagnose kann ein medikamentöser Versuch mit Colchicin durchgeführt werden: Eine rasche Besserung der Beschwerden bei Gabe dieses Wirkstoffs spricht für Gicht. Weiterhin können die betroffenen Gelenke geröntgt und die Funktion der Nieren bestimmt werden.

»Nichts ist schwerer zu ertragen als eine Reihe von guten Tagen.«
Wilhelm Busch

Die Therapie

Die Therapie bei Gicht besteht zum einem aus diätetischen Maßnahmen und einer Veränderung des Lebensstils und zum anderen aus einer Medikamentengabe. Es sollte eine Anfallsfreiheit erreicht und Gelenk- und Nierenschäden möglichst verhindert werden. Die diätetischen Maßnahmen sehen eine Normalisierung des Körpergewichts vor, eine purinarme Ernährung, eine Reduktion des Alkoholkonsums und eine Vermeidung von Medikamenten, die zu einem Anstieg der Harnsäure im Blut führen. Die medikamentöse Therapie sollte nur eingesetzt werden, wenn diätetische Maßnahmen nicht ausreichen und nicht zum gewünschten Erfolg führen.

Es gibt zwei Gruppen von Medikamenten: zum einen solche, die die Harnsäureproduktion im Körper verringern (Allopurinol) und zum anderen die Medikamente, die die Harnsäureausscheidung über die Niere fördern (z. B. Benzbromaron oder Probenecid).

Bei einer Dauertherapie ist Allopurinol das Mittel der Wahl. An möglichen Nebenwirkungen können aber z. B. Beschwerden im Bereich des Magen-Darm-Traktes, Leberwerterhöhungen, Ver-

Die ärztliche Behandlung der Gicht und eine sanfte Umstellung der Lebensweise des Patienten müssen Hand in Hand gehen, wenn das Ziel der Therapie erreicht werden soll. Bereits aufgetretene Veränderungen an den Gelenken sind nicht mehr rückgängig zu machen, aber eine weitgehende Schmerzfreiheit ist durchaus möglich.

ringerung der Zahl der weißen Blutkörperchen, Hauterkrankungen oder Nierenversagen auftreten. Allopurinol darf während eines akuten Gichtanfalls nicht gegeben werden. Die Therapie bei einem akuten Gichtanfall besteht zunächst aus allgemeinen Maßnahmen, wie z.B. Schonung des betroffenen Gelenks und Kühlung zur Schmerzlinderung. Das Mittel der ersten Wahl sind entzündungshemmende Medikamente wie z.B. Diclofenac. Kurzfristig kann auch eine Therapie mit Kortison erfolgen.

Colchicin gilt heute nur noch als Reservemittel aufgrund seiner potenziell starken Nebenwirkungen im Magen-Darm-Trakt. Es hat keinen Einfluss auf den Harnsäurespiegel, sondern hemmt die Entzündungsreaktion im erkrankten Körpergewebe. Bei unklaren Fällen kann es zur Diagnostik eingesetzt werden.

Die Vielfalt unserer Lebensmittel wird von vielen Menschen zu wenig wahrgenommen und geschätzt. Obst, Gemüse und Getreideprodukte bieten einen großen Reichtum an wohlschmeckenden Gerichten. Wer wieder neugierig auf ungewohnte Geschmacksrichtungen wird, lernt viele Möglichkeiten kennen, sich abwechslungsreich und gesund zu ernähren, ohne auf Genuss zu verzichten.

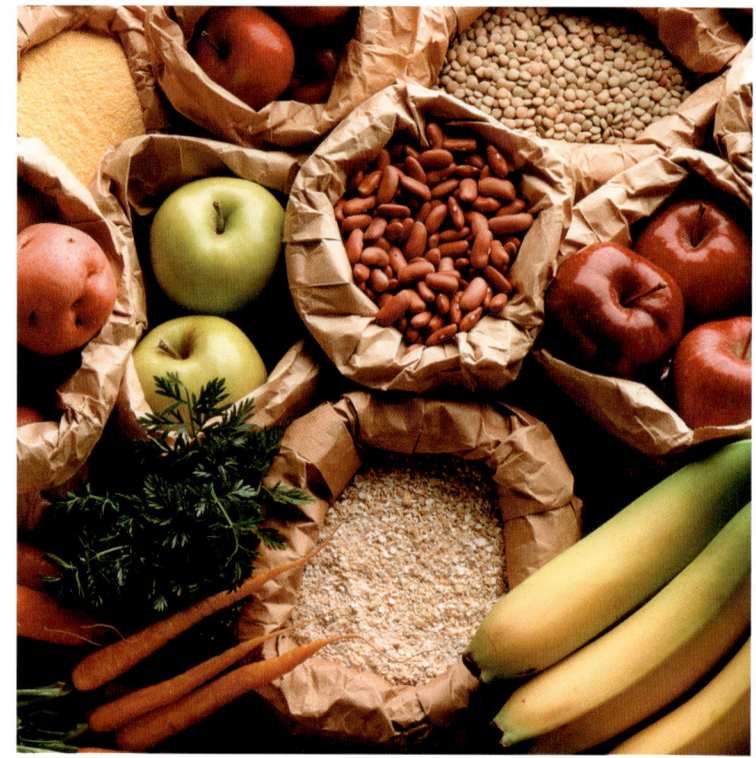

Essen gegen die Gicht

Wie Sie im ärztlichen Einführungsteil lesen konnten, sind Hyper-urikämie und Gicht bestens durch die Ernährungsweise zu be-einflussen. Aber die Erhöhung des Harnsäurespiegels ist nicht in jedem Fall auf die Ernährung zurückzuführen. Daher sind Hyper-urikämie und Gicht auch keine ernährungsbedingten, sondern nur ernährungsabhängige Krankheiten. Die Ernährungsweise ist in jedem Falle aber wichtig, da sie Sie vor schmerzhaften Gichtanfällen und weiteren Gicht-Problemen bewahren kann. Außerdem macht eine purinarme Ernährungsweise die medika-mentöse Therapie, sofern diese überhaupt notwendig ist, effek-tiver. In vielen Fällen lässt sich sogar eine medikamentöse Behandlung bei Einhaltung einer purinarmen Kost völlig ver-meiden. In jedem Fall aber ergänzen sich Diätetik und Medika-mente ideal.

Fehlernährung führt häufig zu Hyperurikämie

Im Januar 2008 hat Bundesminister Horst Seehofer die Nationa-le Verzehrsstudie vorgestellt. Das Ergebnis war für Fachleute und die Bevölkerung nicht überraschend: In Deutschland leben zu viele übergewichtige Menschen, und die Ernährungsweise verdient nicht das Prädikat »gesundheitsbewusst«. Immer mehr Menschen in Deutschland leiden an ernährungsbedingten und ernährungsabhängigen Krankheiten.

Zur zweiten Gruppe gehören auch Erkrankungen, die mit einer Erhöhung des Harnsäurespiegels im Blut einhergehen. Der Me-diziner bezeichnet das als Hyperurikämie (Hyper = zuviel, Urik = Harnsäure, ämie = im Blut). Übersteigt der Harnsäurespiegel eine bestimmte Schwelle, kommt es zum Gichtanfall, den der Pa-tient als außerordentlich schmerzhaft erlebt. In der Diätberatung berichten mir meine Patienten immer wieder, dass die Schmer-zen kaum zu ertragen sind, und ich erinnere mich noch gut an

Der erste akute Gicht-anfall kann ein ausge-sprochen dramatisches Ereignis sein. Quasi aus heiterem Himmel treten heftige Schmerzen auf, die sich der Patient im ersten Moment gar nicht erklären kann. Das be-troffene Gelenk, häufig zu Anfang das Grund-gelenk der großen Zehe, ist heiß, geschwollen und sehr empfindlich. Da der erste Anfall zu-meist nachts auftritt, ist die Verwirrung groß. Der Arzt, den man am nächsten Tag zu Rate zieht, weiß meist sofort, worum es geht, sodass die Diagnose in der Regel nicht sehr lang-wierig ist.

die Worte eines Gichtkranken, der sagte: »Geben Sie mir ein Beil – das tut nur einmal weh!« Ich habe ihm natürlich kein Beil, sondern eine ausführliche Diätberatung gegeben, und schon während seines Aufenthalts in der Edertalklinik in Bad Wildungen-Reinhardshausen, in der ich damals als Diätassistent beschäftigt war, ging sein Harnsäurespiegel deutlich zurück, und die Schmerzen waren wie weggeblasen. Übrigens war er Metzger von Beruf …

Zum akuten Gichtanfall kommt es oft nach einem üppigen Essen mit viel Fleisch und/oder übermäßigem Alkoholkonsum. Ebenso können Fasten, Nulldiät oder auch das Weglassen der verordneten Gicht-Medikamente zu einem Anfall führen.

Die Nationale Verzehrsstudie zeigt wie viele andere Ernährungsstudien, dass in Deutschland, insbesondere von Männern, zu viel Fleisch gegessen und zu viel Bier getrunken wird. Beides begünstigt die Gicht. Besonders deutlich lässt sich die Fehlernährung in einer Untersuchung aus dem Jahr 1994 nachvollziehen. Die in der durchschnittlichen Kost enthaltene Purinmenge ist viel zu hoch!

Welche Faktoren begünstigen die Gicht?

Bei der Gicht lagern sich in den Gelenken Harnsäurekristalle ab und rufen eine Entzündung hervor. Beim Menschen ist die Harnsäure – der Auslöser der Gicht – ein Endprodukt des Eiweißstoffwechsels. Bei vielen fleischfressenden Säugetieren geht der Abbau mit Hilfe von bestimmten Enzymen (= körpereigene Substanzen zur Nahrungsaufschlüsselung) noch weiter, darum ist die Gicht eine »menschentypische« Erkrankung. Alter, Geschlecht und Ernährungsweise, aber auch ein ererbtes Erkrankungsrisiko und bestimmte, aber seltene, Stoffwechselstörungen beeinflussen entscheidend den Harnsäurespiegel im Blut eines Menschen.

Normalerweise beträgt der Harnsäuregehalt des menschlichen Körpers insgesamt ca. 1 Gramm, bei Gichtkranken steigt er auf 30 Gramm und mehr an. Täglich fallen durch den Abbau der aufgenommenen Nahrung bei ausgewogener Mischkost ungefähr 350 Milligramm Harnsäure neu an, die normalerweise zu zwei

Dritteln über die Nieren und zu einem Drittel über den Darm ausgeschieden wird. Übersteigt jedoch die anfallende Menge an Harnsäure die »Kapazität« des Körpers, sie abzubauen oder gelöst im Blut zu halten, kristallisiert sie sich vor allem im Bereich der Gelenkinnenhäute (Synovia) aus und ruft eine Entzündung hervor.

Wie entstehen die Harnsäurekristalle?

Doch woher kommen die Purine und die Harnsäure? Purine stecken praktisch in jeder Zelle als Erbinformationen. Und das nicht nur beim Menschen: Die Tier- und Pflanzenwelt ist aus den gleichen Bausteinen aufgebaut. Dabei gilt: Je höher ein Lebewesen entwickelt ist, desto mehr Erbsubstanz in den Zellen ist notwendig, um alle Informationen zu speichern. Bei Pflanzen sind das deshalb nicht so viele wie bei hoch entwickelten Säugetieren oder dem Menschen.

Eine Kuriosität am Rande: Angeblich schuf Michelangelo seine berühmte Pietà, um sich von den heftigen Schmerzattacken abzulenken, die die Gicht bei ihm auslöste.

Der Mensch isst also die Purine, sobald er Fleisch zu sich nimmt, und je mehr tierische Nahrungsmittel er isst, desto mehr Purin nimmt er auf. Das hat eine direkte Auswirkung auf unseren Stoffwechsel. Wenn wir Pflanzen essen, dann enthält unsere Mahlzeit nur sehr wenig Purine, die ja einen Teil der Erbinformation ausmachen. Kommt aber häufig Fleisch auf den Tisch, so muss unser Körper jede Menge Purine verarbeiten. Und das gelingt nicht jedem Menschen gleich gut.

Der Harnsäurestoffwechsel

Die Purine aus dem Stoffwechsel in unseren Zellen und die Purine aus der Nahrung werden in einem Abbauprozess zu Hypoxanthin umgewandelt. Mit Hilfe des Enzyms Xanthinoxidase wird Hypoxanthin zu Xanthin und schließlich zu Harnsäure verarbeitet. Unser Körper produziert ungefähr 700 Milligramm Harnsäure pro Tag, die dann über den Darm und die Nieren ausgeschieden werden.

Ist dieser Mechanismus in irgendeiner Weise gestört, so kann sich die produzierte Harnsäure im Blut anreichern. Dann bilden sich Harnsäurekristalle (Urate), die von den weißen Blutkörperchen aufgenommen werden. Die weißen Blutkörperchen laden dann ihre »Last« wieder ab, sodass sich die Harnsäurekristalle in Gelenken und Geweben absetzen.

Gicht entsteht oft durch »zu gutes Leben«. Unter den alkoholischen Getränken ist besonders das Bier verantwortlich für einen hohen Harnsäurespiegel. Das gilt auch für alkoholfreies Bier, das demnach leider keine Alternative darstellt. Warum aber bei den gleichen Lebensgewohnheiten der eine Mensch Gicht bekommt und der andere Mensch nicht, führen Experten auf die vererbte Bereitschaft zu dieser Krankheit zurück. Die Hyperurikämie und die Gicht treten familiär gehäuft auf.

Wenn Sie von diesem Problem betroffen sind, können Sie in den Stoffwechselkreislauf selbst eingreifen. Dafür müssen Sie nur darauf achten, dass sie wenig Purine mit der Nahrung aufnehmen. Dann können Sie häufig die Beschwerden vermeiden oder wenigstens verringern.

DIE ENTDECKUNG DER PURINE

Der Nobelpreisträger (Chemie) Hermann Emil Fischer hat 1898 erstmals Purine synthetisiert. Purine sind organische Verbindungen, die ihre Bedeutung als wichtiger Bestandteil der Nukleinsäure (Baustein der Erbinformation) haben. Purine sind nicht lebenswichtig, sondern können vom menschlichen Organismus selbst gebildet werden. Beim Menschen werden Purine zu Harnsäure abgebaut. Der Name leitet sich von lateinisch »purus« = rein und »acidum uricum« = Harnsäure, ab.

Die Gicht – eine »alte« Krankheit

Vermutlich ist die Geschichte der Gicht so alt wie die Menschheit selbst. Über viele Jahrtausende wurde die Gicht als eine typische »Krankheit des Wohlstandes« angesehen, angefangen von Überlieferungen durch die indischen Veden (bis 1250 v. Chr.) über Berichte aus Persien und Ägypten, Beobachtungen von Hippokrates bis zu den Abhandlungen von Seneca, Aretaeus von Kappadokien und Galenus von Pergamon (130–201 v. Chr.) sowie zur arabischen und byzantinischen Medizin.

Der Begriff *Gicht* stammt wahrscheinlich aus der Volksmedizin des 12. Jahrhunderts. Altangelsächsisch »ghida« bedeutet »der

Körperschmerz«. Thomas Sydenham, den man auch den englischen Hippokrates nennt (1624–1689), verfasste eine Abhandlung über die Gicht, an der er selbst litt. Die für schmerzhafte Gichtanfälle gebrauchte Bezeichnung »Podagra« (= »Fußschlinge«) war früher gleichbedeutend mit der Erkrankung Gicht. Im Mittelalter sprach man vom »Zipperlein«. Von Wilhelm Busch stammt eine der wohl bekanntesten Beschreibungen des »Zipperleins«.

In Kriegs- und Notzeiten gab es fast keine Gicht-Erkrankungen. Renommierte Stoffwechselexperten wie der Münchener Mediziner Professor Dr. med. Nepomuk Zöllner stellen fest, dass bekannte Stoffwechselforscher in Kriegszeiten davon ausgingen, die Krankheit Gicht sei nur ein Irrtum ihrer Vorväter gewesen und existiere gar nicht. Dennoch auftretende Gichtanfälle sind der eindeutige Beweis dafür, dass die Gicht verschiedene Ursachen hat und unterschiedliche Formen aufweist. Besonders selten ist ein angeborener Enzymdefekt, der über die Hyperurikämie zur chronischen Gicht führt.

Eine Ernährungstherapie bei Hyperurikämie und Gicht lässt sich leicht umsetzen, wenn Sie sich qualifiziert beraten lassen. Experten dafür sind Diätassistentinnen und -assistenten. Fragen Sie Ihren Arzt nach einer Beratung in Ihrer Nähe.

STATISTIK

Um das Jahr 2000 betrug die Gichthäufigkeit in Deutschland 3,5 Prozent unter der Gesamtbevölkerung, aber 28,2 Prozent unter Privatpatienten (nach Prof. Dr. med. Dieter Paul Mertz).

Die Gicht im Spielfeld des Metabolischen Syndroms

Die Gicht ist bei Hunderttausenden Menschen in Deutschland mit Diabetes mellitus Typ 2, Fettstoffwechselstörungen (erhöhte Blutfette), Bluthochdruck, Übergewicht mit Fettansammlung am Bauch, wie sie häufig beim Mann vorkommt, sowie Gefäßverkalkung (Arteriosklerose) mit koronarer Herzkrankheit und dem Herzinfarkt als Endpunkt verkettet. Diese Krankheitskette bezeichnet der Mediziner als Metabolisches Syndrom (Metabolismus = Stoffwechsel; Syndrom = verschiedene Krankheitsan-zeichen), das die häufigste Todesursache in Deutschland dar-stellt.

Hilfen während und nach einem Gichtanfall

Die Anfallshäufigkeit bei Gicht und die Folge-erscheinungen der Krankheit hängen sehr davon ab, wie vernünf-tig Sie sich nach den ersten Anfällen ver-halten. Dabei wird allzu oft nur ans Essen gedacht; wichtig ist aber auch, dass Sie genug trinken. Beim Vorliegen von Harnsäuresteinen müssen Sie sogar 2,5 bis 3 Liter pro Tag trinken.

Achten Sie auf ausreichende Flüssigkeitszufuhr von mindestens 2,5 Liter in Form von Mineralwasser, mit Wasser verdünnten Säften (Obst und/oder Gemüse), Kräuter- und Früchtetees, Malz-kaffee sowie Lightgetränken. Trinken Sie nach jedem Toiletten-gang – auch nachts – ausreichend Flüssigkeit nach. Vorsicht je-doch bei Fleischbrühe, da diese extrem viele Purinkörper enthält! Gut geeignet sind hingegen vegetarische Brühen, die keine Soja- oder Hefeextrakte enthalten. Sojabohnen sind wie andere Hül-senfrüchte reich an Purinen.

Richtig essen und trinken während des Gichtanfalls

Während des akuten Gichtanfalls ist neben der medikamentösen Therapie eine relativ streng purinarme Kost mit maximal 300 Milligramm Harnsäure und eine reichliche Flüssigkeitszufuhr von mindestens 2,5 Litern Wasser einzuhalten. Lassen Sie sich dafür von einer erfahrenen Diätassistentin oder einem erfahre-nen Diätassistenten beraten. Essen Sie möglichst kein Fleisch und keinen Fisch und meiden Sie auch andere purinreiche Le-bensmittel.

Extrem purinreiche Lebensmittel		
Kalbsbries, gegart	489,0 mg/100 g	104,7 kcal/100 g
Hefe	400,0 mg/100 g	288,0 kcal/100 g
Weizenkeim	281,0 mg/100 g	313,8 kcal/100 g
Steinpilz, getrocknet	200,0 mg/100 g	148,9 kcal/100 g
Schweinelunge, gegart	168,0 mg/100 g	101,6 kcal/100 g
Stockfisch, tiefgefroren	159,0 mg/100 g	333,2 kcal/100 g
Sprotte, geräuchert	154,0 mg/100 g	225,6 kcal/100 g

Sprotte, frisch	147,0 mg/100 g	214,6 kcal/100 g
Sardine, gegart	132,0 mg/100 g	138,4 kcal/100 g
Vegetarische Pasteten	130,0 mg/100 g	212,2 kcal/100 g
Schweineniere, gegart	130,0 mg/100 g	114,7 kcal/100 g
Schwartenmagen	126,0 mg/100 g	180,7 kcal/100 g
Sardine, geräuchert	122,0 mg/100 g	126,0 kcal/100 g
Sojaeiweiß, texturiert (TVP)	120,0 mg/100 g	285,1 kcal/100 g
Kichererbsen, getrocknet	119,0 mg/100 g	325,3 kcal/100 g
Forelle, frisch gegart	115,0 mg/100 g	122,6 kcal/100 g
Sojamehl (entfettet, entbittert)	115,0 mg/100 g	196,7 kcal/100 g
Jacobsmuschel	110,0 mg/100 g	77,0 kcal/100 g
Renke, frisch gegart	105,0 mg/100 g	109,9 kcal/100 g
Forelle, geräuchert	105,0 mg/100 g	120,0 kcal/100 g
Lachsfische, gegart	105,0 mg/100 g	98,2 kcal/100 g
Rinderniere, gegart	105,0 mg/100 g	101,6 kcal/100 g
Pfifferling, getrocknet	104,0 mg/100 g	120,2 kcal/100 g
Sardelle, gesalzen	102,0 mg/100 g	94,9 kcal/100 g
Rinderherz, gegart	99,0 mg/100 g	102,5 kcal/100 g
Rinderleber, gegart	97,0 mg/100 g	147,0 kcal/100 g
Kalbsleber, gegart	96,0 mg/100 g	146,5 kcal/100 g
Schweineleber, gegart	96,0 mg/100 g	123,3 kcal/100 g
Kalbsniere, gegart	93,0 mg/100 g	116,4 kcal/100 g
Hähnchenleber, gegart	93,0 mg/100 g	146,7 kcal/100 g
Pferdefleisch, gegart	93,0 mg/100 g	154,4 kcal/100 g
Sardine, Konserve in Öl	90,0 mg/100 g	266,3 kcal/100 g
Gänsefleisch mit Haut, frisch gegart	85,0 mg/100 g	279,2 kcal/100 g
Gänseschenkel, frisch gegart	81,0 mg/100 g	186,2 kcal/100 g
Lammkotelett, frisch gegart	81,0 mg/100 g	259,1 kcal/100 g
Suppenhuhn, Schenkel, frisch gegart	81,0 mg/100 g	303,5 kcal/100 g
Matjeshering, gesalzen	80,0 mg/100 g	282,0 kcal/100 g
Sojafleisch mit Gewürzen, Trockenprodukt	78,0 mg/100 g	305,2 kcal/100 g

»Lass Deine Nahrung die Medizin und Deine Medizin die Nahrung sein.«
Hippokrates, griechischer Arzt um 400 v. Chr.

Wie Sie einem erneuten Gichtanfall vorbeugen können

Die Behandlung der Gicht stellt eine Dauertherapie dar. Der Erfolg ist von der konsequenten Einnahme der verordneten Gicht-Medikamente und der Einhaltung der in diesem Buch vorgeschlagenen Ernährungsweise abhängig. Bei Unterbrechung der Behandlung kann der Harnsäurespiegel rasch wieder über den Grenzwert ansteigen, ein erneutes Auskristallisieren der Harnsäure sowie ein Gichtanfall oder eine Nierenkolik können die Folge sein. Einen erneuten Gichtanfall können Sie vermeiden, wenn Sie Ihre Medikamente regelmäßig einnehmen und eine harnsäurearme Ernährungsweise einhalten.

Nach einer Statistik aus den 90er-Jahren werden in Deutschland pro Kopf und Tag etwa 255 Gramm Fleisch verzehrt. Tatsächlich sollten es nicht mehr als 100 Gramm pro Tag sein. Ein weiterer Risikofaktor ist der zu hohe Fettkonsum: Die Deutschen essen fast doppelt so viel Fett, wie ratsam wäre. Dies ist deshalb besonders wichtig, weil Hyperurikämie und Gicht sehr häufig mit Übergewicht einhergehen.

Warum Diäten einen Gichtanfall hervorrufen können

In jedem Frühjahr halten viele Hunderttausend Menschen Diät. Dabei kommt es zu vielen Tausend Gichtanfällen, und bei praktisch allen Menschen, die Diät halten, steigt der Harnsäurespiegel im Blut drastisch an. Bei einer Kalorienzufuhr unter 1200 Kilokalorien baut der Körper Zellen (reichlich Muskulatur, aber wenig Fett) ab, und dabei fallen viele körpereigene Purine an, die zu Harnsäure abgebaut werden. Zudem löst der – wenn auch minimale – Fettabbau eine Stoffwechselsituation aus, die mit einer Ketonkörperbildung einhergeht. Ketone – Fettabbauprodukte – hemmen die Harnsäureausscheidung zusätzlich.

Wer also ohnehin schon erhöhte Harnsäurewerte im Blut hat, darf nicht fasten, heilfasten oder eine Crashdiät mit extrem wenig Kalorien oder viel tierischem Eiweiß durchführen. Fleischreiche Ernährungsformen wie die Atkins- oder LOGI-Diät sollten Sie nicht durchführen, sie können gefährlich werden. Meiden Sie generell alle Formen des Fastens sowie sogenannte Crashdiäten, die mit einer schnellen, reichlichen Körpergewichtsabnahme einhergehen.

Medikamente

Aus der Archäologie wissen wir, dass colchizinhaltige Medikamente bereits um 1500 v. Chr. in Ägypten und im 6. Jahrhundert n. Chr. in Mesopotamien verordnet wurde, und zwar bei akuten Gelenkbeschwerden im Rahmen der Gicht. Bei akuten Gelenkbeschwerden, besonders bei großer Anfälligkeit der Großzehe, wandte Aetius das einzige im Gichtanfall spezifisch wirkende Mittel Colchizin an. Colchzin ist bis heute im akuten Gichtanfall das Mittel der Wahl geblieben.

Colchizin wird aus dem Samen der Herbstzeitlose gewonnen. Es muss vom Arzt verordnet werden, und eine Verabreichung findet nur bei starken Schmerzen im akuten Gichtanfall statt. Da die Gicht auf einem Missverhältnis zwischen Bildung und Ausscheidung von Harnsäure beruht, ist eine dauerhafte Therapie notwendig. Die schwerwiegenden Folgen der Gicht lassen sich vermeiden, wenn frühzeitig und dauerhaft eine Senkung des Harnsäurespiegels erreicht wird und damit die schädliche Ablagerung der Harnsäurekristalle ausbleibt. Eine dauerhafte medikamentöse Therapie ist erforderlich, wenn eine Nierenschädigung vorliegt oder wenn die Harnsäurekonzentration im Serum trotz purinarmer Kost ständig über 8 mg/100 ml liegt.

Vor absehbaren Exzessen (Karneval, Geburtstagsfeiern, Schlacht am kalten Buffet) kann in Absprache mit dem Arzt eine höhere Dosierung des Gichtmittels Allopurinol vorgenommen werden. Da Allopurinol eine Halbwertzeit von 24 Stunden hat, ist es egal, ob Sie das Medikament morgens oder abends einnehmen.

Das Thema Gewichtsabnahme ist seit Jahren in aller Munde, und jedes Jahr werden neue angebliche Wunderformeln propagiert. Dabei ist es eigentlich ganz einfach, das Gewicht zu reduzieren: Wer weniger Fett aufnimmt und sich reichlich bewegt, baut Fett ab. Wer es schafft, seine bisherige Fettaufnahme zu halbieren, nimmt langsam ab, und diese langsame Gewichtsreduktion ist gerade für Gichtpatienten ausgesprochen wünschenswert.

ZIELE DER THERAPIE

Therapieziele bei Hyperurikämie und Gicht sind die Behandlung des akuten Gichtanfalls, die dauerhafte Senkung des Harnsäurespiegels im Blut und damit die Vermeidung weiterer Gichtanfälle.

Eine purinarme Ernährungsweise

Gedünstetes oder gekochtes Fleisch, Fisch oder Geflügel ist im Vergleich zu gebratenem Fleisch usw. günstiger für Gichtpatienten, da die Purine ins Kochwasser übergehen und somit nicht verzehrt werden. Auf diese Weise können Sie den Harnsäuregehalt Ihrer Mahlzeit um 10 bis 20 Prozent reduzieren.

Hyperurikämie und Gicht sind typische Wohlstandserkrankungen, die in den westlichen Industrieländern immer häufiger auftreten. Eine Ernährungstherapie, die eine Senkung des Harnsäurespiegels hervorruft, bedeutet jedoch keine spartanische Kost. Viele noch in älteren Medizinbüchern und Patientenratgebern enthaltene Empfehlungen halten einer wissenschaftlichen Überprüfung nicht Stand und sind heute als moderne Ernährungsmärchen abzutun. Beispielsweise wird immer wieder vor dem Genuss von Kaffee gewarnt. Die Angst davor ist jedoch unbegründet, da bewiesen ist, dass Kaffee und auch Schwarztee zwar Purine enthalten, diese im Körper jedoch nicht zu Harnsäure abgebaut werden und somit auch den Harnsäurespiegel nicht belasten. Die Hyperurikämie und Gicht sprechen nachweislich praktisch immer auf eine diätetische Therapie an. Da sich die Hyperurikämie und Gicht oftmals im Rahmen des Metabolischen Syndroms manifestieren, steht eine insgesamt sparsame Ernährungsweise mit 1200 bis 1500 Kilokalorien pro Tag zum langsamen Abbau der Körperfettmasse im Mittelpunkt der diätetischen Therapie.

Ernährungsumstellung ist immer wichtig

Eine medikamentöse Therapie macht eine diätetische Therapie bei Hyperurikämie/Gicht nicht überflüssig. Merkmal der diätetischen Therapie ist deren Armut an Purinkörpern. Bestimmte Purine werden im Körper zu Harnsäure abgebaut, und daher ist die Ernährung bei Hyperurikämie/Gicht purinarm. Besonders

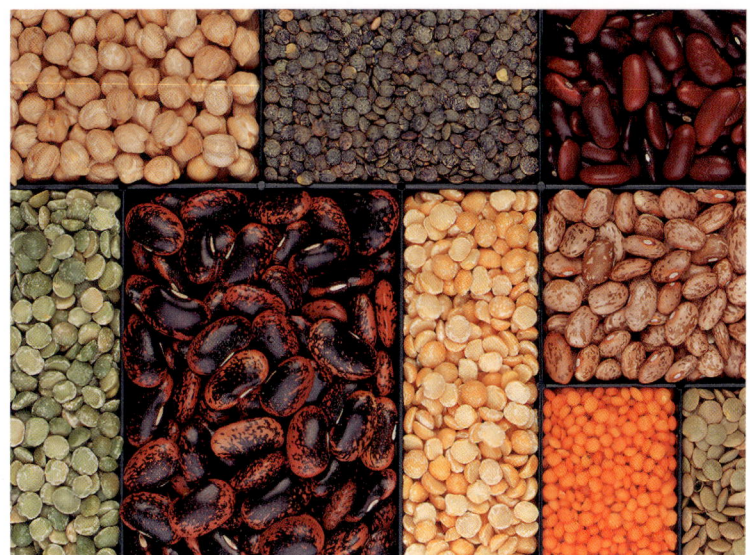

Hülsenfrüchte aller Art sind eine preiswerte und wertvolle Eiweißquelle und somit ein guter Ersatz für Fleisch in der Ernährung. Leider enthalten sie relativ viel Purin, aber das ist nur der eine Teil der Wahrheit. Die gute Nachricht: Das Purin in Hülsenfrüchten belastet den Körper wesentlich weniger und wird leichter abgebaut als das Purin in tierischen Lebensmitteln wie Fleisch oder Fisch.

gut geeignet bei Hyperurikämie und Gicht ist eine ovo-lakto-vegetabile Kostform, das heißt eine Ernährungsweise mit viel pflanzlichen Nahrungsmitteln, Eiern und Milchprodukten, jedoch ohne oder mit sehr wenig Fleisch. Um die Ausscheidung der Purinkörper nicht zu behindern, sind Alkoholika, insbesondere das purinreiche Bier, zu meiden, aber mindestens 2,5 Liter Getränke aufzunehmen.

Zielsetzung der diätetischen Therapie ist die Normalisierung des Serumharnsäurespiegels. Die strenge Form der harnsäurearmen Kost enthält weniger als 300 Milligramm Harnsäure pro Tag. Die milde Form der harnsäurearmen Kost enthält 300 bis 600 Milligramm Harnsäure. Veraltet ist die Forderung nach einer Harnsäureaufnahme von maximal 120 Milligramm pro Tag.

Vorsicht bei Sojaprodukten

Einige pflanzliche Lebensmittel sind relativ purinreich (beispielsweise Soja). Gerade Soja-Produkte werden in Reformhäusern oder Bioläden oft als Fleisch- oder Wurstersatz angeboten.

Diese sollten ähnlich wie wurstähnliche Hefepasten gemieden werden. Es ist in diesem Zusammenhang allerdings bemerkenswert, dass während der Notjahre 1944–47 in Mitteleuropa trotz mancherorts sehr hohen Konsums auch an purinreichen pflanzlichen Lebensmitteln (u. a. Torulahefe und Hülsenfrüchte) Neuerkrankungen an Gicht kaum vorkamen und dass Vegetarier vergleichsweise selten an Gicht erkranken. Purine im Verband pflanzlicher Lebensmittel scheinen demnach weniger belastend zu sein als solche aus tierischen Quellen. Trotzdem sollten Sie nicht zu viel von purinreichen vegetarischen Lebensmitteln essen. Optimal ist eine ovo-lakto-vegetabile Kost.

Die ideale Reduktionskost für Gichtpatienten und Personen mit erhöhtem Harnsäurespiegel enthält 1200 bis 1800 Kilokalorien pro Tag, je nach Ausgangsgewicht, Bewegung und Geschlecht. Wer mehr wiegt oder sich mehr bewegt, braucht mehr Kilokalorien; Männer brauchen etwas mehr als Frauen. Eine solche Diät bei gleichzeitiger Fettreduktion macht satt, baut das Übergewicht langsam ab und löst keinen Gichtanfall aus.

Harnsäurekonzentration und Gewicht

Bei übergewichtigen Patienten kann durch Gewichtsreduktion die Serumharnsäurekonzentration gesenkt werden. Warum das so ist, wissen wir bis heute nicht. Beachtenswert ist jedoch, dass bei sehr geringer Kalorienzufuhr (weniger als 1000 Kilokalorien) oder beim Fasten oftmals ein akuter Gichtanfall ausgelöst wird. Zudem kommt es unter Fasten zu einer Ketonkörperbildung, die eine verminderte Harnsäureausscheidung bedingt.

Welche Lebensmittel sind bei Hyperurikämie und Gicht geeignet?

Einige Lebensmittel sollten vermieden werden, da sie reichlich Purine enthalten. Viele andere Lebensmittel enthalten zwar Purine, aber nicht so reichlich, dass Sie ganz darauf verzichten müssten. Bitte beachten Sie die Hinweise, die wir Ihnen zusätzlich geben. Viele Lebensmittel enthalten wenig oder gar keine Purine und sind daher für Sie gut geeignet. In der folgenden Tabelle können Sie leicht nachsehen, was für Sie gut geeignet, in Maßen geeignet und schlecht geeignet ist. Der griechische Arzt Hippokrates empfahl zur Behandlung der Gicht Mäßigung der Lebensführung, was auch heute noch Gültigkeit hat.

DIE PURIN-AMPEL

Purinfrei oder extrem purinarm = gut geeignet bei Hyperurikämie und Gicht	Anmerkung
Wasser, Mineralwasser	
Schwarzer Tee, Kräutertee und Früchtetee	
Kaffee (mit und ohne Koffein), Malzkaffee	
Kakao	
Obst- und Gemüsesaft	
Limonade und Colagetränke	
Weiß- und Rotwein sowie Sekt	Bis zu einem Glas (150 ml) Aber nicht täglich!
Milch (jede Fettstufe)	Bei Übergewicht Fettgehalt: 1,5%
Kondensmilch, saure Sahne, süße Sahne	Bei Übergewicht ist süße Sahne ungeeignet.
Buttermilch, Dickmilch, Kefir, Molke	
Quark, Frischkäse, Kochkäse	Bei Übergewicht Magerquark
Hüttenkäse, Harzer-Käse	
Schnittkäse (alle Sorten)	Bei Übergewicht Fettgehalt bis
Weichkäse (Camembert, Brie)	45% Fett i. Tr.
Edelschimmelkäse (Gorgonzola)	
Eier	Achtung! Eier sind kalorien-, fett- und cholesterinreich.
Butter, Margarine,	Bei Übergewicht Halbfette Diätmargarine,
Halbfettprodukte	Schmalz und Öl verwenden, bei erhöhtem Cholesterinspiegel pflanzliche Fette in geringen Mengen verwenden
Obst	
Nüsse	Bei Übergewicht ungeeignet
Zucker- und Zuckerwaren	Für Diabetiker nicht gut geeignet

Konfitüre/Marmelade	Bei Diabetes mit Zuckeraustauschstoffen und Süßstoffen
Honig	Für Diabetiker nicht geeignet
Kartoffeln	Bei Übergewicht und erhöhtem Cholesterinspiegel fettarme Zubereitungsmethoden wählen
Grieß, Stärke, Sago, Puddingpulver, Mehl Nudeln, Reis	
Gemüsebrühe, Salz, Gewürze	Bitte verwenden Sie fluoridiertes Jodsalz mit Folsäure.
Gemüse, Salate und Pilze	Obwohl in pflanzlichen Lebensmitteln wie Gemüse, Salaten oder Pilzen ein teilweise relativ hoher Puringehalt enthalten ist, wirken pflanzliche Lebensmittel nicht so belastend auf den Harnsäurestoffwechsel des Körpes und sind daher geeignet. Im Vergleich zu Fleisch und Fleischwaren sind Gemüse und Pilze bezogen auf 100 Gramm und 1 Portion relativ purinarm. Daher sind auch Schwarzwurzeln, Rosenkohl, Mais, Brokkoli oder Spinat in normalen Mengen (150 bis 200 Gramm) bei Hyperurikämie oder Gicht geeignet, sofern die Einhaltung einer streng purinarmen Ernährung nicht erforderlich ist.
Mittlerer Puringehalt = in Maßen bei Hyperurikämie und Gicht geeignet	**Anmerkung**
Fleisch, Wurst, Schinken und Fleischwaren	Insgesamt maximal 100 Gramm am Tag Bei einer streng purinarmen Kost ungeeignet

Fisch und Fischwaren	Fisch ohne Haut enthält weniger Purine.
Hülsenfrüchte	Trotz des relativ hohen Gehaltes geeignet, wenn nicht zusätzlich Fleisch, Fleischwaren oder Würstchen gegessen werden. Vorsicht bei Sojaprodukten und Hefe!
Brot, Brötchen	Obwohl pflanzliche Lebensmittel wie Vollkornbrot bzw. Vollkornbrötchen einen relativ hohen Puringehalt aufweisen (durch die Verwendung von Hefe), wirken diese Lebensmittel nicht so belastend auf den Harnsäurestoffwechsel des Körpes und sind daher geeignet.
Sonnenblumenkerne, Sesam, Erdnüsse	Bei Übergewicht Fettgehalt beachten
Purinreich= schlecht, ungeeignet	**Anmerkung**
Innereien, Knochenmark	Meiden
Fleischbrühe, Fleischextrakt, Bäcker- und Bierhefe, Sojabohnen	Meiden
Kleinfische: Sprotten, Anchovis, Sardellen und Ölsardinen	Meiden
Haut von Fisch und Geflügel	Meiden
Alkohol	Hemmt die Harnsäureausscheidung und ist daher ungeeignet.
Bier	Liefert zusätzlich zur Hemmung der Harnsäureausscheidung noch Purine.

Wenn Sie purinreiche Lebensmittel zerkleinern und kochen, geht ein Teil der enthaltenen Purine ins Kochwasser über. Wenn Sie dieses nicht mitverwenden, entfernen Sie Purine. Auch beim Auftauen gehen Purine mit dem Auftauwasser verloren.

30 Tipps und Tricks für das tägliche Leben

Wenn Sie auf Ihr Gewicht achten müssen, kontrollieren Sie es zwei Mal wöchentlich im gleichen Bekleidungszustand, zur gleichen Uhrzeit, auf der gleichen Waage. Halten Sie die Ergebnisse in einem Gewichtstagebuch fest, damit Sie Schwankungen gleich erkennen können.

Die folgenden Tipps und Tricks sollen Ihnen helfen, einige Dinge beim Essen und Trinken zu beachten und entsprechend Ihrer Erkrankung zu verändern. Ich habe diese Tipps und Tricks aus meinen Beratungsgesprächen mit Patienten, die unter erhöhten Harnsäurewerten leiden, zusammengestellt. Sehr schnell wird Ihnen auffallen, dass die Diagnose »erhöhter Harnsäurespiegel« im Blut nicht bedeutet, dass Sie von nun an keinen Spaß mehr am Essen haben dürfen. Mit oft nur kleinen Dingen und Veränderungen bereichern Sie Ihren Speiseplan und gestalten ihn abwechslungsreich, sodass der Genuss garantiert ist. Meine Tipps und Tricks erleichtern die Auswahl und die Zusammenstellung Ihrer Mahlzeiten und zeigen Ihnen, worauf Sie in Zukubft bei Ihrer Ernährung achten sollten.

1 Fasten, Heilfasten oder sogar Nulldiät können einen akuten Gichtanfall auslösen, da verstärkt Körpersubstanz abgebaut wird und damit reichlich Harnsäure anfällt. Wenn Sie abnehmen möchten oder sollen, raten wir Ihnen, die Vorgehensweise mit dem Arzt zu besprechen und täglich mindestens 1200 Kilokalorien aufzunehmen. Sprechen Sie mit Ihrem Arzt und einem Diätassistenten, wenn Sie abnehmen möchten.

2 Trinken Sie jeden Tag mindestens 2,5 Liter kalorienarme oder -freie Getränke (Mineralwasser, Light-Getränke, Tee, Kaffee oder verdünnte Säfte) und keinen Alkohol. Zu besonderen Anlässen können Sie nach Rücksprache mit dem Arzt ein Glas Wein oder Sekt trinken. Bier und Schnaps sollten Sie generell meiden! Es gibt eine Vielzahl alkoholfreier Cocktails; gute Anregungen finden Sie in Rezeptbüchern.

3 Trinken Sie besonders dann keinen Alkohol, wenn Sie einmal über die Stränge geschlagen und mehr Purine aufgenommen haben, als Sie eigentlich dürften. Sonst führt der Alkohol zu einer Hemmung der Harnsäureausscheidung, und der nächste Gichtanfall ist vorprogrammiert. Alkoholfreies Bier ist genauso ungeeignet wie »normales« Bier. Seien Sie vorsichtig, wenn Sie in die »Schlacht am kalten Buffet« einsteigen.

4 Kaffee oder Tee und Kakao enthalten besondere Purine, die im Körper nicht zu Harnsäure abgebaut werden. Täglich bis zu vier Tassen Tee oder Kaffee sind nicht bedenklich. Sie dürfen also gern Ihre morgendlichen Kaffee und Tee trinken. Selbstverständlich ist auch der Espresso kein Problem!

5 Vegetarier leiden vergleichsweise selten an Gicht, obwohl sie oft relativ purinreiche Lebensmittel wie Nüsse, Sojaprodukte, Pilze und Hülsenfrüchte in größeren Mengen essen. Purine aus pflanzlichen Nahrungsmitteln scheinen weniger belastend für den Harnsäurespiegel zu sein als solche aus tierischen Lebensmitteln. Aber seien Sie trotzdem vorsichtig und meiden Sie auch pflanzliche »Purinbomben«.

6 Ein ganz einfacher Tipp: Essen Sie Käse anstelle von Wurst, um die Purinbelastung möglichst gering zu halten. Wenn Sie mittags 100 Gramm Fleisch, Fisch oder Geflügel gegessen haben, sollten Sie abends besser ein Käsebrot verzehren. Wenn Sie zusätzlich zu den erhöhten Harnsäurewerten auch noch unter Übergewicht leiden, sind fettarme Käsesorten wie Hüttenkäse, Magerquark (mit und ohne Kräuter), Kochkäse und Harzer Käse ideal für das Erreichen einer schlanken Linie. Wussten Sie, dass Harzer Käse der fettärmste Käse überhaupt ist und sich auch für die warme Küche zum Überbacken eignet?

Achten Sie auf einen hohen Anteil an Kohlenhydraten in ihrer Ernährung. Sie sollten den Großteil der Kalorienzufuhr ausmachen. Kohlenhydrate liefern dem Körper 4 Kilokalorien pro Gramm. Mit Ausnahme zuckerhaltiger Lebensmittel sind alle kohlenhydratreichen Lebensmittel relativ kalorienarm. Das gilt vor allem für Gemüse, die meisten Obstsorten und Getreide.

7 Fleisch kann gefährlich werden: Essen Sie täglich maximal 100 Gramm Fleisch, Geflügel, Fisch, Wurst oder Schinken. Dabei zählt die Gesamtmenge pro Tag! Wochenpläne fördern den Selbstbetrug – meiden Sie sie.

Achten Sie bei Ihrer Ernährung auch auf die ausreichende Zufuhr von Ballaststoffen. Sie gehören zwar zur Gruppe der Kohlenhydrate, liefern aber weder Kalorien, noch erhöhen sie die Harnsäurekonzentration. Ballaststoffreiche Lebensmittel wie Obst, Gemüse, Salate und Vollkornprodukte sorgen für eine gute, lang anhaltende Sättigung, beugen Verstopfung vor und senken die Bluttfettwerte.

8 Bitten Sie Ihren Metzger, Wurst und Fleisch besonders dünn aufzuschneiden. Bei Gulasch oder Geschnetzeltem können Sie durch die reichliche Verwendung von Gemüse und sehr fein geschnittenem Fleisch, Fisch oder Geflügel herrliche Variationen ohne zu viel Harnsäure zaubern. Das schmeckt, ist familientauglich und hilft Ihnen, sich auf weniger Fleisch im Essen umzustellen.

9 Eine purinfreie Alternative zu Wurst sind ein mit Kräutern bestreutes Butterbrot und Mixed Pickles, Senfgurken, Gewürzgurken, Dillgurken, Salzgurken, Maiskolben, eingelegte Paprikaschoten oder Peperoni, Silberzwiebeln, Cornichons oder italienische Antipasti in Öl. Seien Sie kreativ und sparen Sie so Purine ein.

10 Probieren Sie öfter einmal Gemüse-, Kräuter- oder Tomatenmarkfrischkäse, Meerrettichquark oder Senf als purin- und kalorienarmen Brotbelag. Gemüse und Kräuter enthalten viele Vitamine, Mineralien, Ballaststoffe und gesundheitsfördernde sekundäre Pflanzenstoffe, die sogar Krebs vorbeugen können. Sekundäre Pflanzeninhaltsstoffe kommen reichlich in dunklem, reifem Gemüse vor, insbesondere in Paprika, Tomate, Kräutern und Broccoli. Wenn Sie schlank sind, können Sie auch Buttervariationen mit Kräutern, Knoblauch, Paprika oder Tomatenmark als Wurstersatz auf Vollkornbrot streichen. Oder wie wäre es mal mit Harzer Häckerle (Harzer Käse in Würfeln mit Zwiebelchen, Essig, Öl, Kräutern und etwas Senf) – das schmeckt pikant und ist purinfrei!

11 Grundrezept für einen purinarmen Brotaufstrich (eine Portion):

- 2 Esslöffel Frischkäse, Hüttenkäse, Kochkäse oder Quark (fettarm)
- Wenig fluoridiertes Jodsalz
- Pfeffer
- Frische, fein gehackte Kräuter
- 1 Spritzer Zitronensaft
- Knoblauch

Als Geschmackszutaten: fein geraspeltes Gemüse (z.B. Möhren, Zucchini, Gurken), pürierte Hülsenfrüchte (z.B. gegarte Kichererbsen), klein geschnittene Oliven oder Peperoni, Tomatenmark, Senf oder Meerrettich.

12 Grundrezept für einen Butteraufstrich (eine Portion):

- 20 Gramm Butter
- 1 Teelöffel Senf, Meerrettich oder Tomatenmark
- 1 kleiner Spritzer Essig oder Zitronensaft
- Knoblauch nach Wunsch
- 1 Esslöffel Magerquark
- Frische Kräuter
- Wenig fluoridiertes Jodsalz
- Pfeffer und andere Gewürze nach Geschmack

Achten Sie beim Verzehr von Butter darauf, Ihre gewohnten Mengen zu reduzieren. So köstlich sie sein mag – sie ist eine erhebliche Fett- und Cholesterinquelle. Genießen Sie sie bewusst.

Das Grundrezept hat nicht mehr Kalorien als eine Portion Kalbsleberwurst, enthält aber praktisch kein Purin. Es passt bestens auf ein Vollkornbrötchen oder bildet den Grundbelag für zwei Scheiben Brot, die mit Tomatenscheiben, Eisbergsalat oder Rettich zum Vitalbrot verfeinert werden. Hervorragend eignet sich der Butteraufstrich zu gegrilltem Gemüse oder zur Folienkartoffel. Anstatt Butter können Sie auch Margarine verwenden, wenn Sie unter erhöhten Blutfettwerten leiden.

13 Verwenden Sie rein vegetarische Gemüsebrühe anstatt Fleischbrühe. Im Gegensatz zu Fleischbrühe, Fleischextrakt, Brühwürfel oder Bouillonwürfel enthält Gemüsebrühe fast keine Purine. Rein vegetarische, hefefreie Gemüsebrühe gibt es in Reformhäusern oder Bioläden.

Sie müssen auf das gesellige Grillvergnügen nicht verzichten, wenn Sie statt Fleisch und Wurst einmal anderes Grillgut ausprobieren. Das tut nicht nur Ihrem Harnsäurespiegel gut, sondern auch Ihrer schlanken Linie. Ersetzen Sie das traditionelle Bierchen zum Grillen doch einmal durch eine erfrischende Weinschorle!

14 Purinfrei oder nahezu purinfrei sind Milch, Milchprodukte, Wasser, Öl, Butter, Margarine, Kartoffeln, viele Gemüsesorten, Obst, Eier, Zucker und Honig.

15 Verzichten Sie völlig auf Innereien, Fleischextrakt, Bierhefe (Tabletten oder Granulat) als Nahrungsergänzung, Ölsardinen, Muscheln, Anchovis und Sojabohnen. Meiden Sie sorgfältig alle »Purinbomben« und schützen Sie sich so vor dem Gichtanfall.

16 Die Grillzeit ist für Gichtkranke gefährlich. Hemmungsloser Fleischgenuss und Alkoholkonsum treffen hier aufeinander. In mit Olivenöl, Kräutern, Knoblauch und Gewürzen mariniertem Gemüse, panierten Fetawürfeln und einer Folienkartoffel mit Kräuterquark oder Tsatsiki finden Sie schmackhafte Alternativen zu Fleisch und Würstchen. Sie verschonen Sie vor einem schmerzhaften Gichtanfall nach der Grillparty. Gut schmeckt auch geschmolzener Harzer Käse.

17 Seien Sie kreativ in der Küche: Nutzen Sie den Römertopf, den Mikrowellenherd, den Folienschlauch, die Alufolie, die beschichtete Pfanne oder den Grill zur fettarmen, aromatischen und gesunden Zubereitung. Beim Kochen gehen Purine ins Kochwasser über. Daher sind Zubereitungsmethoden mit reichlich Wasser ideal bei Hyperurikämie und Gicht. Aber schütten Sie das Kochwasser nach der Zubereitung weg.

18 Erweitern Sie das Gouda-, Edamer-, Emmentaler- und Brie-Allerlei mit Gorgonzola, Münsterkäse, Roquefort, Limburger, Harzer Käse, Chester (Cheddar), Romadur, Esrom, Feta, Mozzarella, Kochkäse oder Tilsiter. Käsesorten mit einem Fettgehalt von 45 % Fett in der Trockenmasse (Fett i. Tr.) oder weniger sind für Übergewichtige geeignet. Als Faustregel gilt: Wenn Sie den Fettgehalt in der Trockenmasse durch zwei teilen, erfahren Sie den tatsächlichen Fettgehalt des Käses. Harzer Käse und Kochkäse sind besonders fettarm. Eine leckere Käsesuppe können Sie mit Kochkäse herstellen. Kochkäse hat viel weniger Kalorien als Schmelzkäse.

19 Viele Menschen, insbesondere ältere, reagieren auf den Genuss von Milch und Milchprodukten mit Blähungen, Übelkeit, Völlegefühl oder Durchfall. Grund für diese Beschwerden ist, dass Milchzucker nicht oder schlecht verdaut wird. Gut verträgliche und milchzuckerarme Milchprodukte sind reifer Käse, Joghurt, probiotische Milchprodukte, Kefir oder Dickmilch. Oft ist eine schlechte Darmflora Ursache für die Unverträglichkeiten. Die Darmflora können Sie mit Milchsäurebakterien aufbauen. Diese sind beispielsweise in frischem Sauerkraut, Brottrunk oder Kefir enthalten. Inzwischen gibt es auch eine große Auswahl milchzuckerfreier Milchprodukte.

Wenn zu einem erhöhten Harnsäurespiegel auch noch erhöhte Blutfettwerte kommen – was leider häufig der Fall ist –, wird eine fleisch- und fettarme Ernährung doppelt wichtig. Bei einer Erhöhung der sogenannten Triglyzeride sollte außerdem der Zuckergehalt der Nahrung reduziert werden. Fragen Sie Ihren Arzt danach!

20 Grundrezept für ein Blattsalat-Dressing (eine Portion):
- $1/2$ Tasse fettarmes Milchprodukt (Joghurt, Buttermilch, Kefir, Dickmilch oder Quark)
- 1 Esslöffel Essig (Branntwein-, Rotwein- oder Weißweinessig)
- Süßstoff oder Zucker (nach geschmacklicher Vorliebe)
- Schnittlauchröllchen, frische oder tiefgefrorene Kräuter, Knoblauch

○ 1 Frühlingszwiebel oder $^1/_2$ kleine Zwiebel (gut sind auch rote Zwiebeln oder Schalotten)

○ Fluoridiertes Jodsalz mit Folsäure

○ Pfeffer aus der Mühle

○ Eventuell Wasser zum Glattrühren

Wählen Sie das richtige Fett! 10 Gramm Butter enthalten 8,3 Gramm Fett und schlagen mit 75 Kilokalorien zu Buche. Milchhalbfett enthält nur 4,1 Gramm Fett und liefert 39 Kilokalorien. Margarine und Diätmargarine bringen etwa genauso viel Fett und Kalorien wie Butter, Halbfettmargarine dagegen nur 4 Gramm Fett und 37 Kilokalorien.

Für Blattsalate wie Eisberg-, Chinakohl-, Endivien- oder Feldsalate können Sie zusätzlich noch frische Orangen- oder Grapefruitfilets unter das Dressing geben. Besonders aromatisch schmecken dazu auch angeröstete Sonnenblumen-, Kürbis- oder Pinienkerne (1 Teelöffel pro Portion), die ohne Öl trocken in einer Pfanne angeröstet werden.

21 Pfifferlinge gehören zu den purinarmen Lebensmitteln und enthalten im Gegensatz zu anderen Pilzen wenig Harnsäure. Sie eignen sich daher sehr gut als Fleischersatz. Bereiten Sie aus den Pilzen ein leckeres Pilzragout mit Zwiebeln zu und servieren Sie es zusammen mit Semmelknödeln und einem großen Salatteller. Auch Pilze aus der Dose oder dem Glas können Sie für eine feine leichte Küche verwenden. Besonders aromatisch und leicht zu verarbeiten sind tiefgefrorene Pilze.

22 Probieren Sie den Hackbraten einmal anders. Verwenden Sie statt reichlich Gehacktem mehr fein geraffeltes Gemüse (z. B. Möhren), gegarte Getreidekörner, Reis, Getreideflocken, Kartoffelschnee und Magerquark zum Binden. Pro Portion rechnen Sie 80 bis 100 Gramm Gehacktes und 100 Gramm weitere Zutaten. Etwas geriebener Parmesan, Meerrettich, Senf, Knoblauch oder Tomatenmark bringen ein ungeahntes Geschmackserlebnis, ohne den Harnsäurespiegel über Gebühr zu belasten. Sie können auch etwas Quark in die Hackmasse geben. Das macht diese schön saftig. Köstlich wird der Teig auch mit etwas fein gewürfeltem Harzer Käse.

23 Nur in ganz seltenen Fällen müssen Menschen, die unter Gicht oder Hyperurikämie leiden, eine streng purinarme (300 mg Harnsäure täglich) Diät einhalten. Die meisten Betroffenen erreichen über eine harnsäurereduzierte Mischkost mit 500–600 mg Harnsäure täglich gute Blutwerte. Gehen Sie regelmäßig zu Arzt und lassen Sie Ihre Harnsäurewerte bestimmen. Inzwischen bieten solche Bestimmungen auch viele Apotheken für wenig Geld an. Protokollieren Sie Ihre Harnsäurewerte in einem kleinen Tagebuch.

24 Grundrezept Salatdressing (eine Portion):
- 1 EL Öl (Walnuss-, Traubenkern- oder Olivenöl)
- 1 EL Essig (Himbeer-, Sherry- oder Champagneressig)
- Fluoridiertes Jodsalz mit Folsäure
- 1 Spritzer Zitronen- oder Limettensaft
- Süßstoff oder Zucker (nach geschmacklicher Vorliebe)
- Frisch gemahlener bunter Pfeffer
- $1/2$ kleine Zwiebel (Schalotte, Frühlingszwiebel, »normale« Zwiebel)
- $1/2$ Knoblauchzehe (wenn Sie mögen)
- Frische oder tiefgekühlte Kräuter
- Etwas Wasser

Zur Abwandlung können Sie Dijon-Senf, frisch geriebenen Meerrettich, Tomatenmark und fein geschnittene Paprikawürfel oder gewürfelte schwarze Oliven und Peperoni verwenden.

25 Geschmacksintensive und verdauungsfördernde frische Kräuter, Gewürze, Frühlingszwiebeln oder Knoblauch können das Kochsalz im Essen weitgehend überflüssig machen. Verwenden Sie wenig fluoridiertes Jodsalz und beugen Sie damit jodmangelbedingten Schilddrüsenerkrankungen, Karies und sogar Osteoporose vor. Verstärken Sie das Aroma

Kohlenhydrate oder Zuckeralkohole in Form von Fruchtzucker (Fruktose) und den Zuckeraustauschstoffen Sorbit und Xylit können in hohen Dosen, wie sie heute nicht nur von Diabetikern, sondern auch von Gewichtsbewussten gelegentlich verzehrt werden, zu einem Anstieg der Harnsäurekonzentration führen. Daher sollten Menschen mit erhöhten Harnsäurewerten auf sogenannte zuckerfreie Produkte wie Kaugummi, Bonbons und Limonaden verzichten.

Ihrer Speisen durch Toasten, Grillen, Anrösten und Frittieren (Letzteres nur, wenn Sie nicht übergewichtig sind!). Frische, saisongerechte Lebensmittel schmecken intensiver als konservierte Lebensmittel.

Vitamine und Mineral-stoffe sind lebens-notwendige Substanzen. Im Rahmen einer ausge-wogenen purinarmen Ernährung liegt die Zu-fuhr fast aller Vitamine und Mineralstoffe im »grünen Bereich«. Achten Sie aber auf eine ausreichende Ver-sorgung mit Fluorid, Magnesium, Jod, Zink und Eisen sowie mit den Vitaminen der B-Grup-pe. Verwenden Sie fluo-ridiertes Jodsalz, essen Sie regelmäßig Seefisch in kleinen Portionen und trinken Sie schwarzen Tee. Eine zu-sätzliche Einnahme von Vitamin- und Mineral-stoffpräparaten sollten Sie mit Ihrem Arzt oder dem Diätassistenten besprechen.

26 Bei Lust auf Süßigkeiten sollten Übergewichtige gebackenen Käsekuchen mit Obst, Hefekuchen mit Quarkbelag, selbst zubereiteten Pudding mit fettarmer Milch und Süßstoff oder einen Bratapfel mit Trockenobst genießen. Für einen Pudding eignet sich auch entrahmte Milch, die nur 0,1 Prozent Fett hat.

27 Wenn Sie abnehmen möchten oder sollen, eignet sich zum Süßen von Obstsalaten, Desserts, Salatsaucen und Geträn-ken kalorienfreier Süßstoff. Süßstoffe sind gesundheitlich unbedenklich. Zuckeraustauschstoffe, insbesondere Frucht-zucker, Sorbit und Xylit sind im Gegensatz zu Süßstoffen un-geeignet bei Gicht. Denken Sie auch bei zuckerfreien Süßig-keiten daran, im Zutatenverzeichnis zu prüfen, ob Sorbit oder Xylit enthalten sind.

28 Essen Sie zum Mittagessen öfter einmal vegetarisch oder probieren Sie ein Eiergericht: eine Gemüseplatte aus Spinat mit Knoblauch und wenig saurer Sahne, junge, glasierte Möhren mit Dill, Grilltomate mit Mozzarellawürfeln, gegrill-te Pfifferlinge, Kohlrabi mit Kresse oder Senfeier. Als Beila-ge passen ein mit Olivenöl bestrichenes und mit Knoblauch-würfeln bestreutes gegrilltes Vollkornbrot, Tomatenreis oder Vollkornnudeln dazu.

29 Das optimale Frühstück für Gichtkranke ist ein Brötchen mit Quark und Marmelade oder ein mit wenig Butter bestriche-nes Brot mit Honig, Zuckerrübensirup oder Birnendicksaft.

Ein mit Ei belegtes Brot stellt die purinarme Alternative zur Wurstsemmel dar und schmeckt noch pikanter mit scharfem Senf. Wenn Ihr Cholesterinspiegel im Normalbereich liegt, können Sie jeden zweiten Tag ohne Bedenken 1–2 Eier statt Wurst genießen.

30 Vollkornbrot ist einfach gesünder als Misch- oder Weißbrot und somit ideal für jeden! Es ist in vielen Variationen erhältlich, angefangen beim grobkörnigen Roggenvollkornbrot bis zum fein vermahlenen Sonnenblumenbrot. Die im Vollkornbrot enthaltenen Ballaststoffe senken den Cholesterinspiegel, fördern die Verdauung, beugen Darmkrebs und Gallensteinen vor. Außerdem sättigen sie und sorgen für einen langsameren Blutzuckeranstieg. Getoastet schmeckt das Vollkornbrot noch einmal so gut.

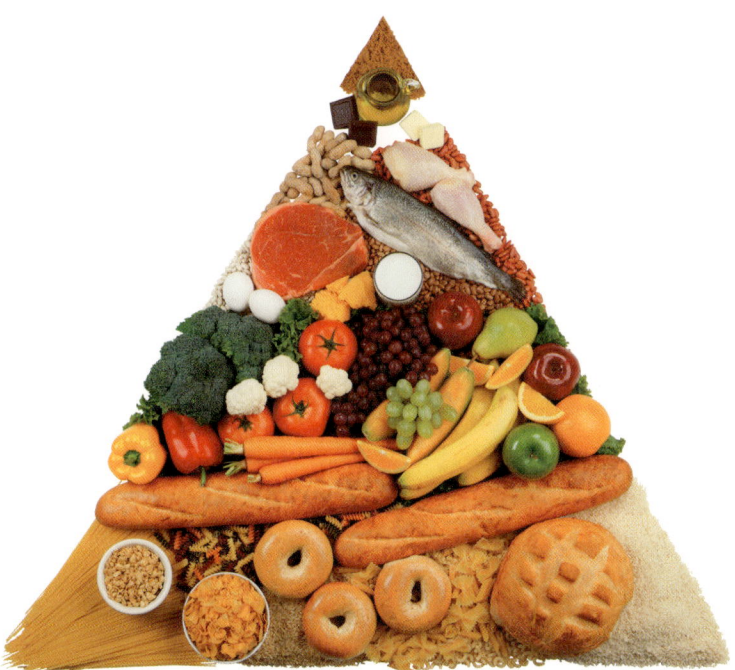

Die Ernährungspyramide zeigt: Ihre Nahrung sollte zu einem Großteil aus pflanzlichen Lebensmitteln bestehen. Fleisch und Fisch sollten nur gelegentlich auf dem Speisezettel stehen. Gilt dies schon für den gesunden »Normalbürger«, so müssen sich Gichtpatienten umso mehr an diese Grundregel halten.

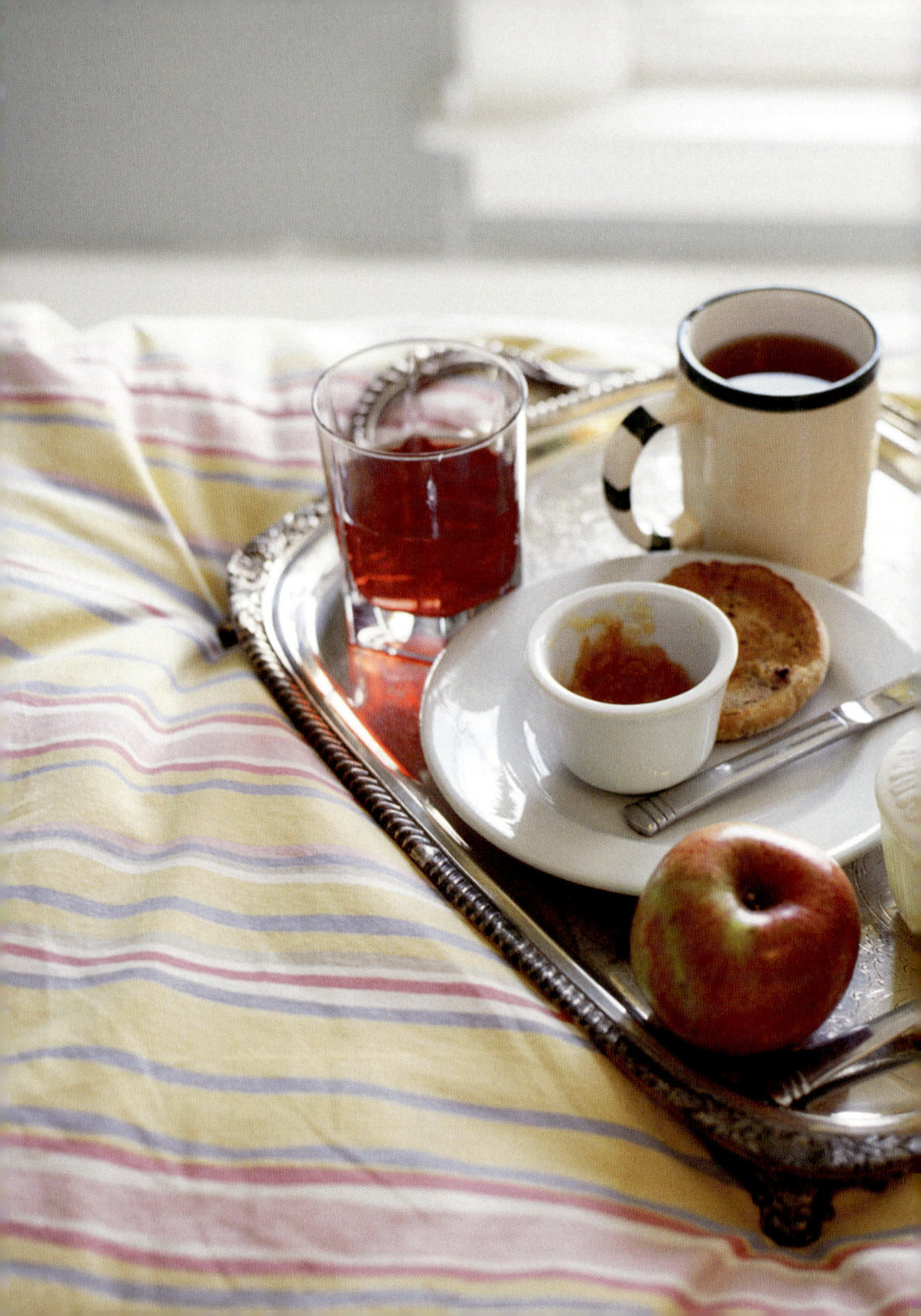

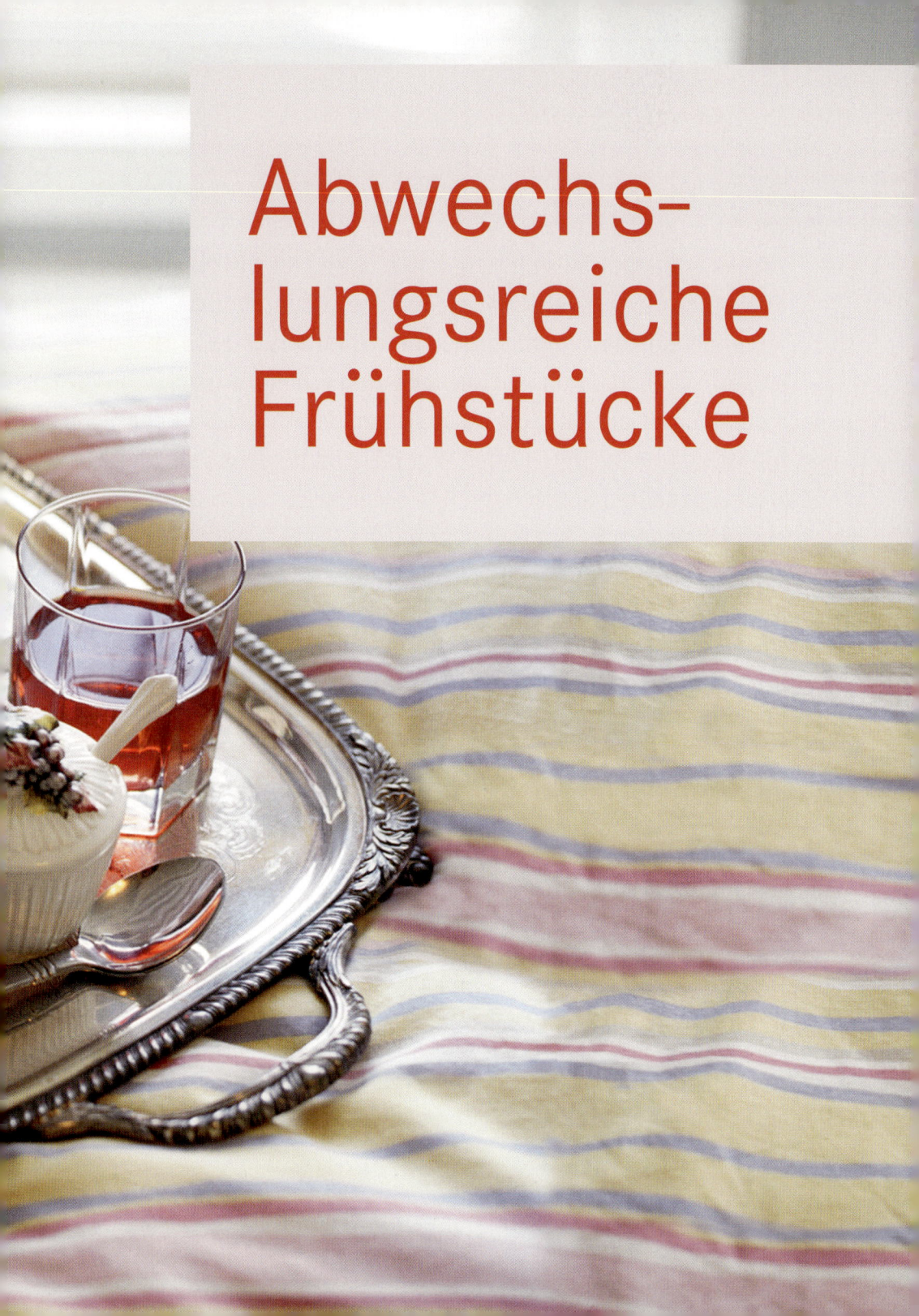

Abwechs-
lungsreiche
Frühstücke

»Frühstücke wie ein Kaiser …« – Dieser Satz gilt auch bei Hyper-urikämie und Gicht. Denn damit Sie einen guten Start in den Tag haben, ist es wichtig, ein vollwertiges, harnsäurearmes und genuss-volles Frühstück zu sich zu nehmen. Wenn Sie ein pikantes Frühstück bevorzugen, sollten Sie Käse, Milchprodukte oder Eiergerichte anstatt harnsäurereicher Wurstbeläge bevorzugen. Denken Sie auch daran, ausreichend zum Frühstück zu trinken, um dem Körper die Möglichkeit zu geben, die Harnsäure über die Nieren auszuscheiden. Kaffee und Tee sind bestens geeignet. Allerdings sollten Sie nicht mehr als vier Tassen Kaffee am Tag trinken. Unsere Frühstücksrezepte sind rasch zubereitet und machen Sie fit für einen schönen Tag.

Kiwi-Orangen-Müsli →

150 g Naturjoghurt, 1,5 % Fett
2 EL Vollkornhafer-flocken (20 g)
Mark von ½ Vanilleschote
1 Kiwi (60 g)
1 Orange (150 g)
Süßstoff

1 Den Naturjoghurt mit den Ha-ferflocken und dem Vanillemark verrühren und kurz quellen las-sen.

2 Das Obst schälen und mundge-recht in kleine Stücke schneiden. Den Joghurt nach Belieben mit Süßstoff süßen und die Obststü-cke vorsichtig unterheben, damit sie nicht zu viel Saft abgeben.

Eine Portion enthält:
236 Kilokalorien / 978 Kilojoule • 9 g Eiweiß • 4 g Fett • 35 g Kohlenhydrate • 79 mg Harn-säure • 5 g Ballaststoffe

TIPP

Verwenden Sie als Süßungsmittel zum Müsli 1 Teelöffel Honig. Das gibt einen besonders feinen Geschmack. Zur Kiwi sollten Sie nur Sauermilchprodukte verzehren, keine Milch, da die Kiwi mit der Milch bitter schmeckt.

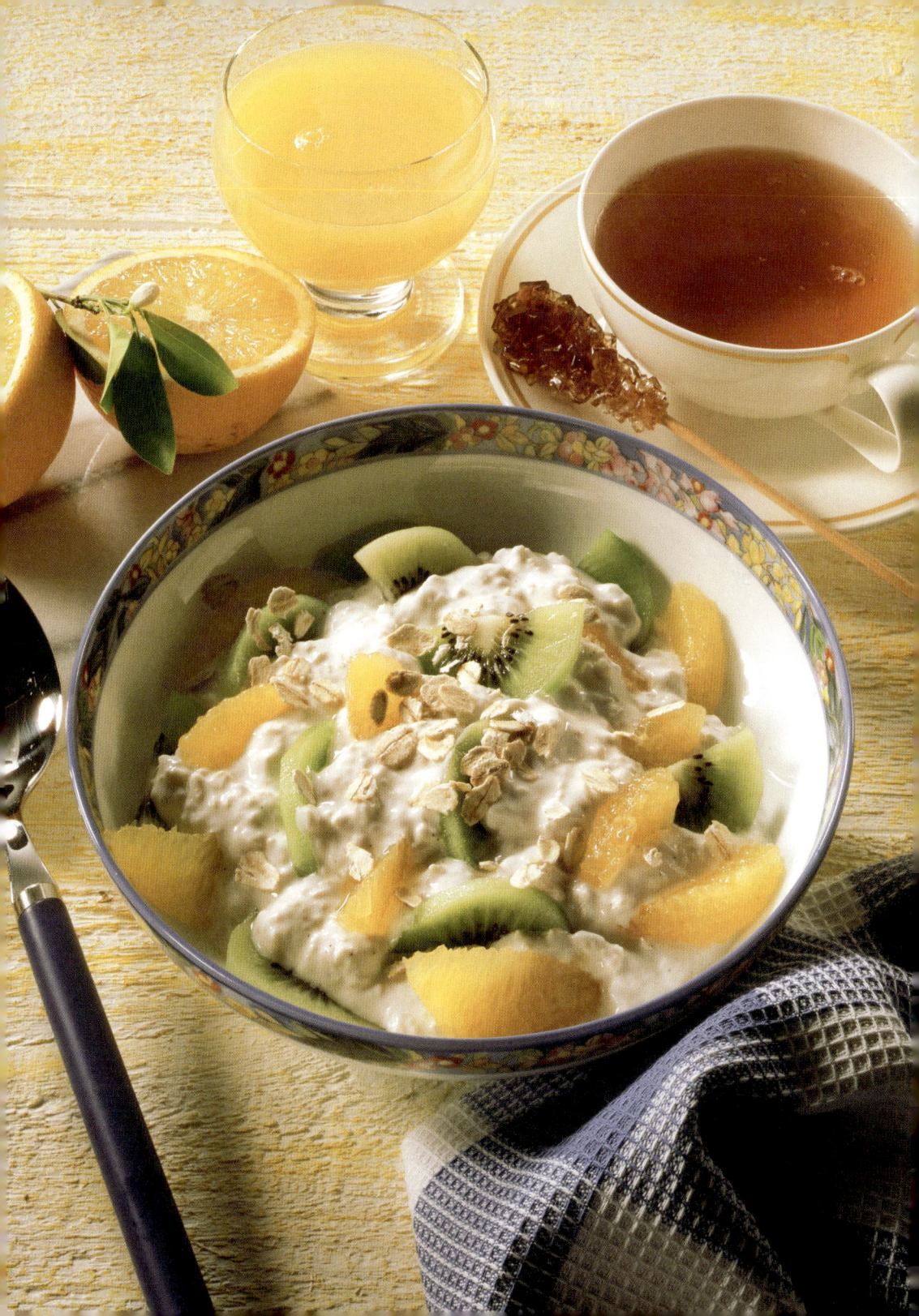

Purinarmes Luxusfrühstück →

1 Scheibe Bergkäse,
4% Fett i. Tr. (30 g)
1 Scheibe Weizenvoll-
kornbrot (60 g)
5 g Butter oder Diät-
margarine
100 g Weintrauben
1 Sträußchen Petersilie
1 Apfel (130 g)
150 g Naturjoghurt,
1,5% Fett
1 EL Zitronensaft (20 ml)
Süßstoff oder
Ahornsirup
1 gehäufter EL Corn-
flakes (15 g)
150 g Vollmilch

1 Die Bergkäsescheibe längs durchschneiden und auf dem getoasteten, leicht gebutterten Vollkornbrot in Röllchen anrichten.

2 Das Brot mit den Weintrauben und der Petersilie garnieren.

3 Den Apfel in Spalten schneiden und einige dieser Spalten mit Joghurt, Zitronensaft und Süßungsmittel mischen. Die Cornflakes dazugeben und alles mit den übrigen Apfelspalten garnieren.

Eine Portion enthält:

666 Kilokalorien / 2784 Kilojoule • 25 g Eiweiß • 22 g Fett • 81 g Kohlenhydrate • 119 mg Harnsäure • 11 g Ballaststoffe

Birnen-Zimt-Müsli

1 Birne (120 g)
1/2 kleine Zitrone
150 g Dickmilch oder
Kefir, 1,5% Fett
1 EL Rosinen (10 g)
Süßstoff
Zimt
1 EL Kürbiskerne (10 g)

1 Die Birne waschen, halbieren, Kerngehäuse entfernen; die Birne in Stücke schneiden. Die Zitrone auspressen und die Birnenstücke mit Saft beträufeln.

2 Die Dickmilch mit den Rosinen vermischen und mit Süßstoff sowie Zimt abschmecken. Die Obststücke unterrühren und mit Kürbiskernen garnieren.

Eine Portion enthält:

271 Kilokalorien / 1132 Kilojoule • 12 g Eiweiß • 10 g Fett • 29 g Kohlenhydrate • 56 mg Harnsäure • 5 g Ballaststoffe

Körniges Erdbeermüsli

2 gehäufte EL grob
geschrotetes Getreide,
z.B. Weizen (30 g)
150 g Naturjoghurt,
1,5% Fett
Mark von 1/4 Vanille-
schote
100 g Erdbeeren
Zucker oder Süßstoff

1 Das Getreideschrot über Nacht in 2 Esslöffeln Wasser einweichen.

2 Das Getreide mit dem Joghurt verrühren. Die Vanille unterrühren.

3 Die Erdbeeren waschen, putzen und in Stücke schneiden. Unter das Müsli heben und abschmecken.

Eine Portion enthält:

225 Kilokalorien / 941 Kilojoule • 11 g Eiweiß • 4 g Fett • 36 g Kohlenhydrate • 58 mg Harnsäure • 6 g Ballaststoffe

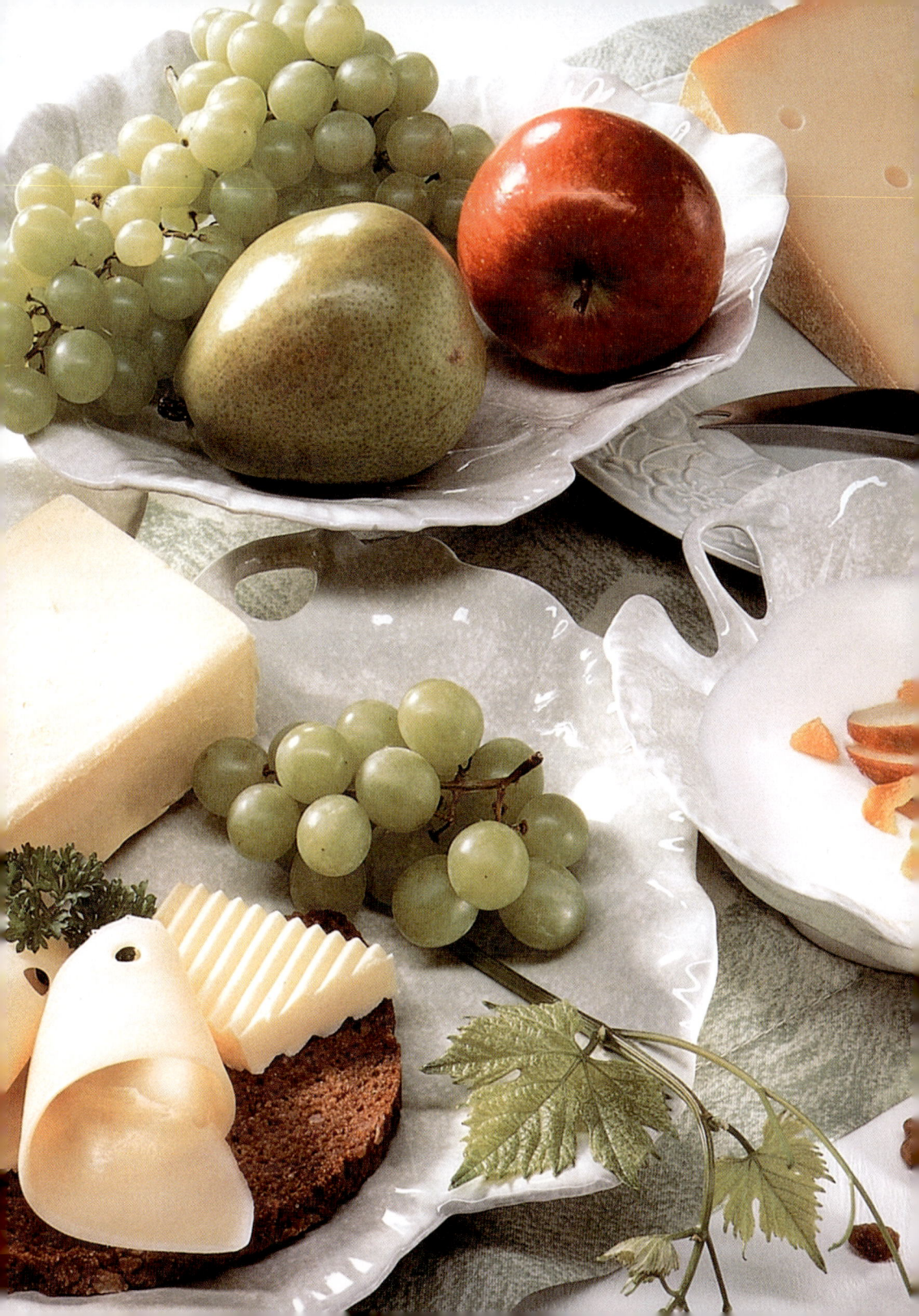

Vollfrucht-Müsli →

1 Kiwi (60 g)
1/2 Galia-Melone (100 g)
1 gehäufter EL tiefgefrorene Heidelbeeren (30 g)
2 EL Haferflocken (20 g)
150 g Naturjoghurt, 1,5 % Fett
Zucker oder Süßstoff
100 ml Grapefruitsaft

1 Die Kiwi waschen und würfeln. Kleine Melonenkugeln ausstechen.

2 Alles mit den Heidelbeeren, den Haferflocken, dem Joghurt, dem Süßungsmittel sowie dem Grapefruitsaft mischen.

Eine Portion enthält:

285 Kilokalorien / 1191 Kilojoule • 10 g Eiweiß • 4 g Fett • 46 g Kohlenhydrate • 119 mg Harnsäure • 6 g Ballaststoffe

Pfirsich-Müsli

1 kleiner Pfirsich (100 g)
150 ml Milch, 1,5 % Fett
1 EL Cornflakes (15 g)
1 EL Haferflocken (10 g)
Zucker oder Süßstoff nach Belieben

1 Den Pfirsich waschen, halbieren, den Stein entfernen und das Fruchtfleisch in kleine Stücke schneiden.

2 Die Milch mit den Pfirsichstücken, den Cornflakes und den Haferflocken gründlich vermischen.

3 Mit Zucker und Süßstoff nach Belieben abschmecken.

Eine Portion enthält:

200 Kilokalorien / 836 Kilojoule • 8 g Eiweiß • 3 g Fett • 34 g Kohlenhydrate • 38 mg Harnsäure • 3 g Ballaststoffe

Brombeerjoghurt

100 g Brombeeren (frisch oder tiefgekühlt)
1 TL Sesamsaat
150 g Naturjoghurt, 1,5 % Fett
Zucker oder Süßstoff

1 Die frischen Brombeeren verlesen und waschen, die tiefgekühlten auftauen lassen. Den Sesam in einer beschichteten Pfanne ohne Fett trocken anrösten, bis er aromatisch zu duften beginnt.

2 Den Joghurt mit den Beeren vermischen, etwas Zucker oder Süßstoff dazugeben und mit dem gerösteten Sesam bestreuen.

Eine Portion enthält:

142 Kilokalorien / 594 Kilojoule • 7 g Eiweiß • 6 g Fett • 13 g Kohlenhydrate • 19 mg Harnsäure • 7 g Ballaststoffe

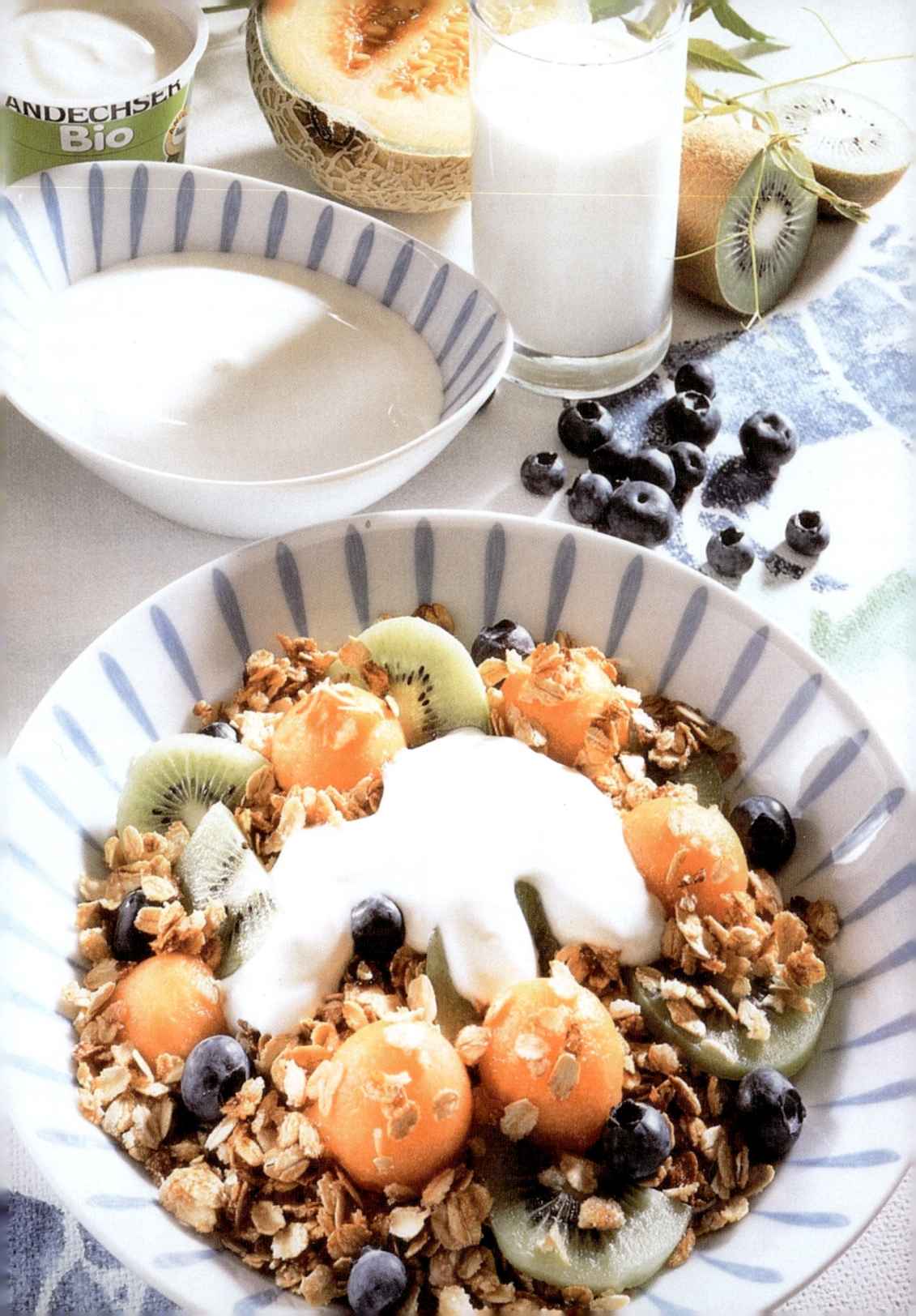

Sonntagsfrühstück

1 Ei
1/2 Bund Schnittlauch
1 Sonntagsbrötchen
(→ Rezept unten)
1 EL Butter (10 g)
2 Scheiben Vollkorntoast
(40 g)
1 Ecke Camembert, 30 %
Fett i.Tr. (30 g)
2 TL Preiselbeer-
konfitüre (30 g)
Kaffee oder Tee

1 Das Ei in kochendem Wasser 5 Minuten garen. Den Schnittlauch waschen, trockenschwenken und in feine Röllchen schneiden. Das Brötchen halbieren und mit Butter bestreichen. Die Schnittlauchröllchen auf die beiden Brötchenhälften verteilen.

2 Die Toastbrote goldgelb rösten, mit dem in Scheiben geschnittenen Camembert belegen und die Preiselbeerkonfitüre auf die beiden Brote verteilen.

3 Die Brote und das Brötchen mit dem weichgekochten Ei genießen. Dazu gibt es Kaffee oder Tee.

Eine Portion enthält:

718 Kilokalorien / 3001 Kilojoule • 26 g Eiweiß • 26 g Fett • 83 g Kohlenhydrate • 171 mg Harnsäure • 12 g Ballaststoffe

Sonntagsbrötchen (10 Stück) →

70 ml Milch, 1,5 % Fett
25 g Butter
250 g Weizenvoll-
kornmehl
1/2 TL fluoridiertes
Jodsalz
1/2 Päckchen Trocken-
hefe
1 Ei
1/2 TL Zucker
2 EL Kürbiskerne

1 Die Milch und die Butter in einem kleinen Topf leicht erwärmen. Das Mehl zusammen mit dem Salz und der lauwarmen Milch in eine Schüssel geben. Die Trockenhefe, das Ei sowie den Zucker dazugeben und alles mit dem Knethaken eines Rührgerätes zu einem sehr glatten Teig verarbeiten. Den Teig an einem warmen Ort etwa 30 Minuten gehen lassen.

2 Wenn der Teig sein Volumen verdoppelt hat, die Hälfte der Kürbiskerne darunterkneten. Den Teig nochmals 30 Minuten gehen lassen. Den Backofen auf 200 °C (Gas Stufe 3–4, Umluft 180 °C) vorheizen.

3 Aus dem Teig 10 Brötchen formen und auf ein Backblech setzen. Die restlichen Kürbiskerne auf den Brötchen festdrücken. Die Brötchen auf der mittleren Schiene des Backofens 20 bis 30 Minuten backen.

Ein Brötchen enthält:

140 Kilokalorien / 585 Kilojoule • 5 g Eiweiß • 5 g Fett • 16 g Kohlenhydrate • 55 mg Harnsäure • 3 g Ballaststoffe

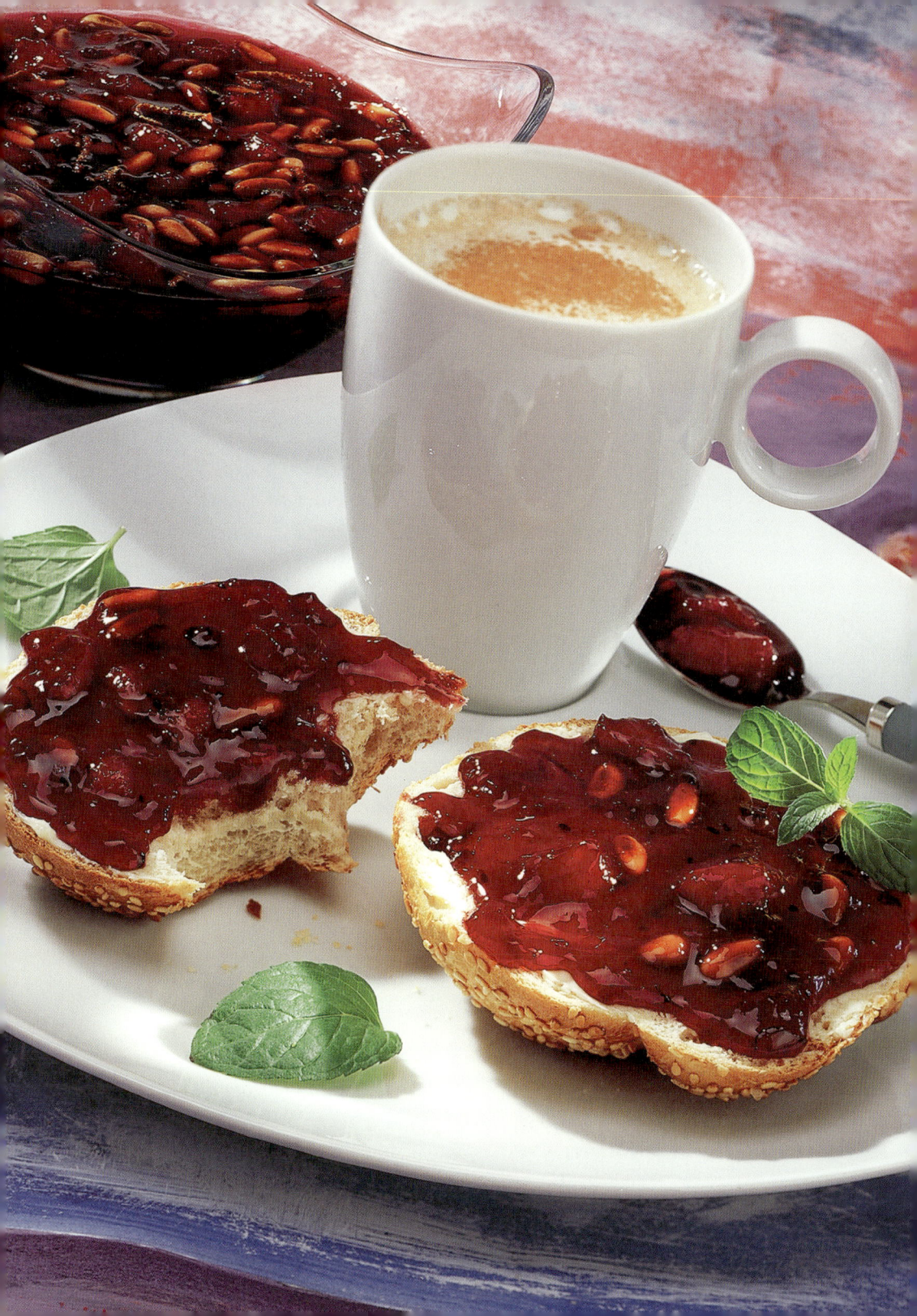

Vollkornbrötchen »Südsee« →

2 TL Kokosflocken (10 g)
1 Sonntagsbrötchen
(→ Rezept auf Seite 48)
1/2 Banane (50 g)
Saft von 1/2 Zitrone
(20 ml)
3 EL fettreduzierter
Frischkäse (60 g)
Mark von 1/2 Vanille-
schote
1 kleine Kiwi
50 g Himbeeren (frisch
oder tiefgekühlt)
1 Tropfen flüssiger
Süßstoff

1 Die Kokosflocken in einer trockenen Pfanne leicht anrösten. Das Brötchen halbieren. Die Banane schälen, zerdrücken und sofort mit dem Zitronensaft beträufeln.

2 Bananenmus, Kokosflocken, Frischkäse und Vanillemark vermischen und auf den Brötchenhälften verteilen.

3 Die Kiwi schälen und in Scheiben schneiden. Die Himbeeren mit dem Süßstoff vermengen.

4 Die beiden Brötchenhälften mit beidem belegen.

Ein Brötchen enthält:

4387 Kilokalorien / 1418 Kilojoule • 15 g Eiweiß • 13 g Fett • 47 g Kohlenhydrate • 105 mg Harnsäure • 11 g Ballaststoffe

Variante

Probieren Sie auch andere Kombinationen von Früchten aus. Sie können die Bananen z. B. durch Brombeeren, die Kiwi durch Birnen und die Himbeeren durch Pfirsiche ersetzen. Statt des Frischkäses können Sie auch fettarmen Speisequark verwenden.

Johannisbeerbrötchen

2 EL Magerquark (40 g)
1 EL Frischkäse, fett-
reduziert (20 g)
Mark von 1/2 Vanille-
schote
100 g rote Johannis-
beeren (frisch oder tief-
gekühlt)
Süßstoff
1 Sonnenblumenkern-
brötchen

1 Den Quark und den Frischkäse mit dem Schneebesen zu einer cremigen Masse verrühren. Falls nötig, etwas kohlensäurehaltiges Mineralwasser hinzufügen. Das Vanillemark unter die Quark-Käse-Masse rühren.

2 Die Johannisbeeren waschen und verlesen. Tiefkühlware auftauen lassen. Einige Beeren beiseite legen. Den Rest mit einer Gabel zerdrücken. Das Johannisbeermus unter die Quark-Kse-Masse rühren. Falls nötig, mit Süßstoff abschmecken.

3 Das Brötchen halbieren und die Johannisbeermasse auf den Hälften verteilen. Mit den übrigen Johannisbeeren verzieren.

Eine Portion enthält:

350 Kilokalorien / 1463 Kilojoule • 20 g Eiweiß • 5 g Fett • 48 g Kohlenhydrate • 98 mg Harnsäure • 8 g Ballaststoffe

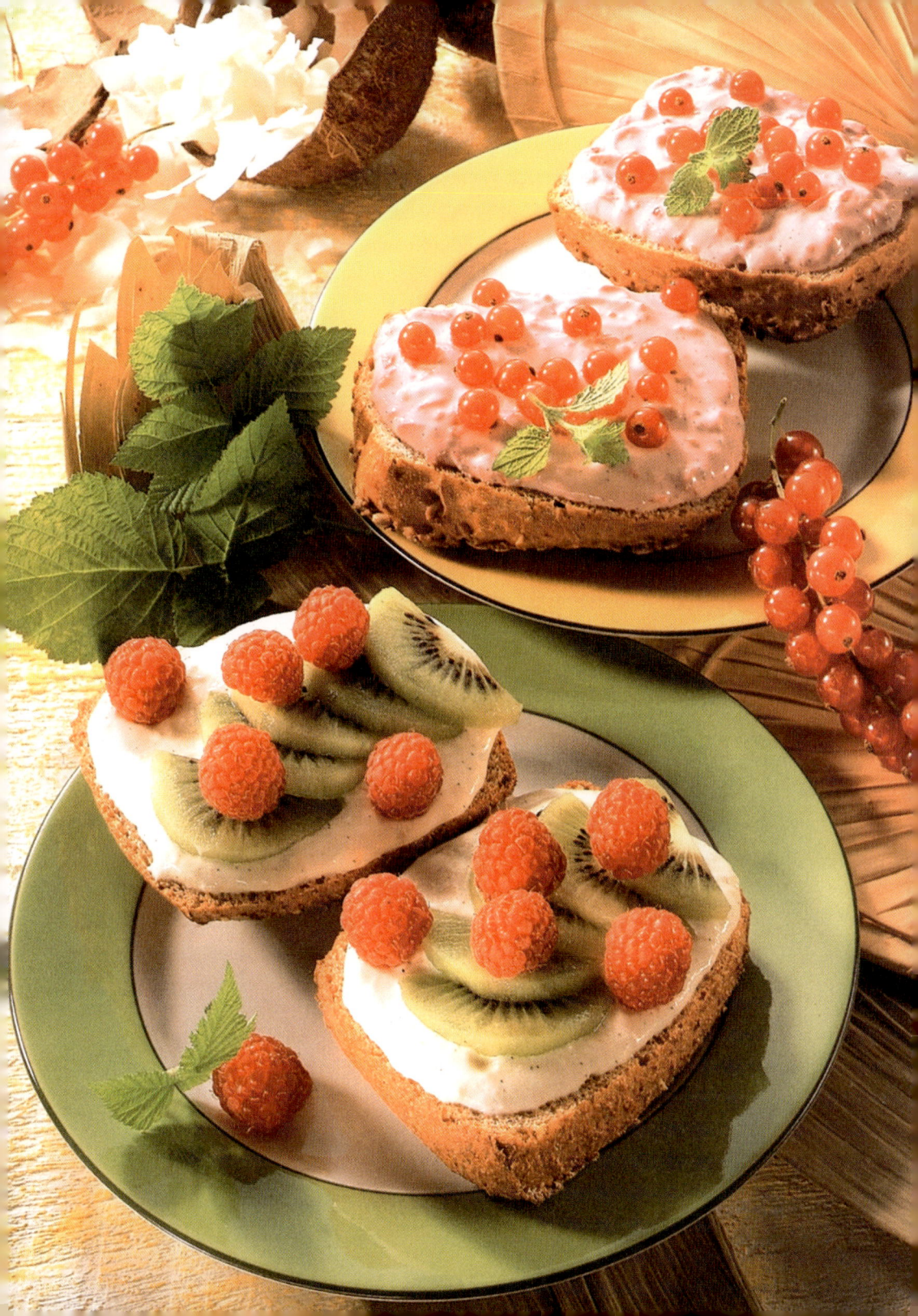

Käse-Erdbeer-Brot

1 Scheibe Weizen-
vollkornbrot (60 g)
1 TL Butter oder Diät-
margarine (5 g)
1 Zweig Petersilie
30 g Schnittkäse, z.B.
Edamer, 30 % Fett i. Tr.
75 g Erdbeeren

1 Die Brotscheibe mit Butter oder Margarine bestreichen. Die Petersilie waschen, trockenschwenken und fein hacken. Auf dem Brot verteilen und das Brot mit dem Schnittkäse belegen.
2 Die Erdbeeren waschen und halbieren. Das Käsebrot damit garnieren.

Eine Portion enthält:

309 Kilokalorien / 1292 Kilojoule • 13 g Eiweiß • 10 g Fett • 37 g Kohlenhydrate • 79 mg Harnsäure • 6 g Ballaststoffe

Pikanter Romadur-Aufstrich (4 Portionen) →

100 g gut gereifter
Romadur, 20 % Fett i. Tr.
50 g Butter
2 EL saure Sahne, 10 %
Fett (40 g)
3 Frühlingszwiebeln
(30 g)
1/2 Bund Schnittlauch
Muskat, Pfeffer

1 Vom Romadur die Rinde entfernen und den Käse mit einer Gabel zerdrücken.
2 Den Käse mit der weichen Butter und der sauren Sahne vermengen.
3 Die Frühlingszwiebeln sowie den Schnittlauch waschen und in feine Ringe schneiden.
4 Alle Zutaten miteinander verrühren und mit Muskat und Pfeffer abschmecken.

Eine Portion enthält:

151 Kilokalorien / 631 Kilojoule • 7 g Eiweiß • 14 g Fett • 1 g Kohlenhydrate • 6 mg Harnsäure • 0 g Ballaststoffe

TIPP

Käse und andere Sauermilchprodukte sind bestens geeignet, Fleisch und Wurst in der purinarmen Ernährung zu ersetzen. Mit ein bisschen Ausprobieren lernen Sie die köstliche Vielfalt des Käses bald kennen und schätzen. Wenn Sie kein erfahrener Käseesser sind, kosten Sie erst einmal die milderen Sorten, um sich dann allmählich an die kräftigeren Sorten mit dem ausgeprägten und manchmal auch eigenwilligen Geschmack heranzutasten. Lassen Sie sich an der Käsetheke oder beim Käsehändler beraten, dort können Sie das eine oder andere Stückchen Käse auch probieren, bevor Sie sich zum Kauf entscheiden.

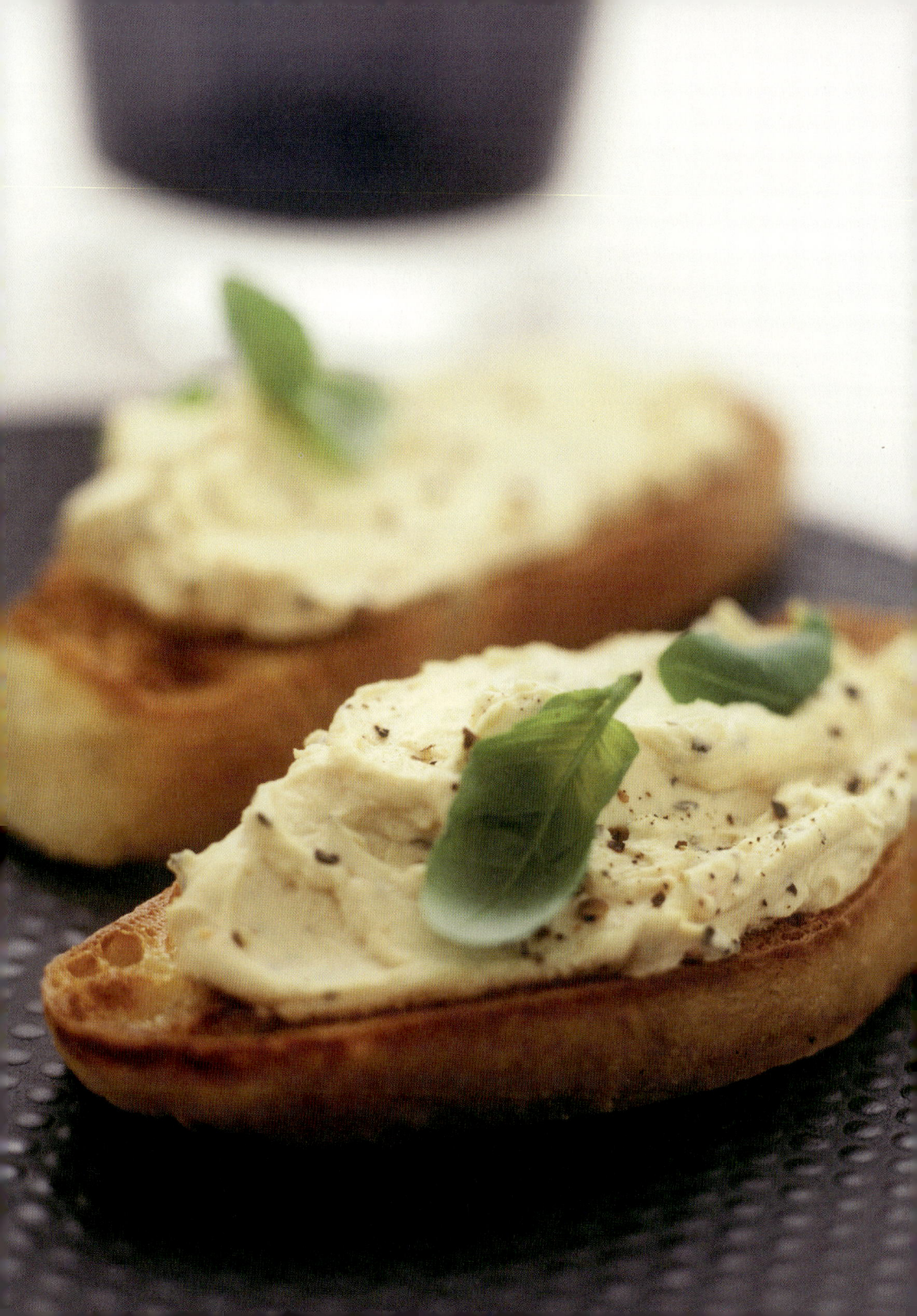

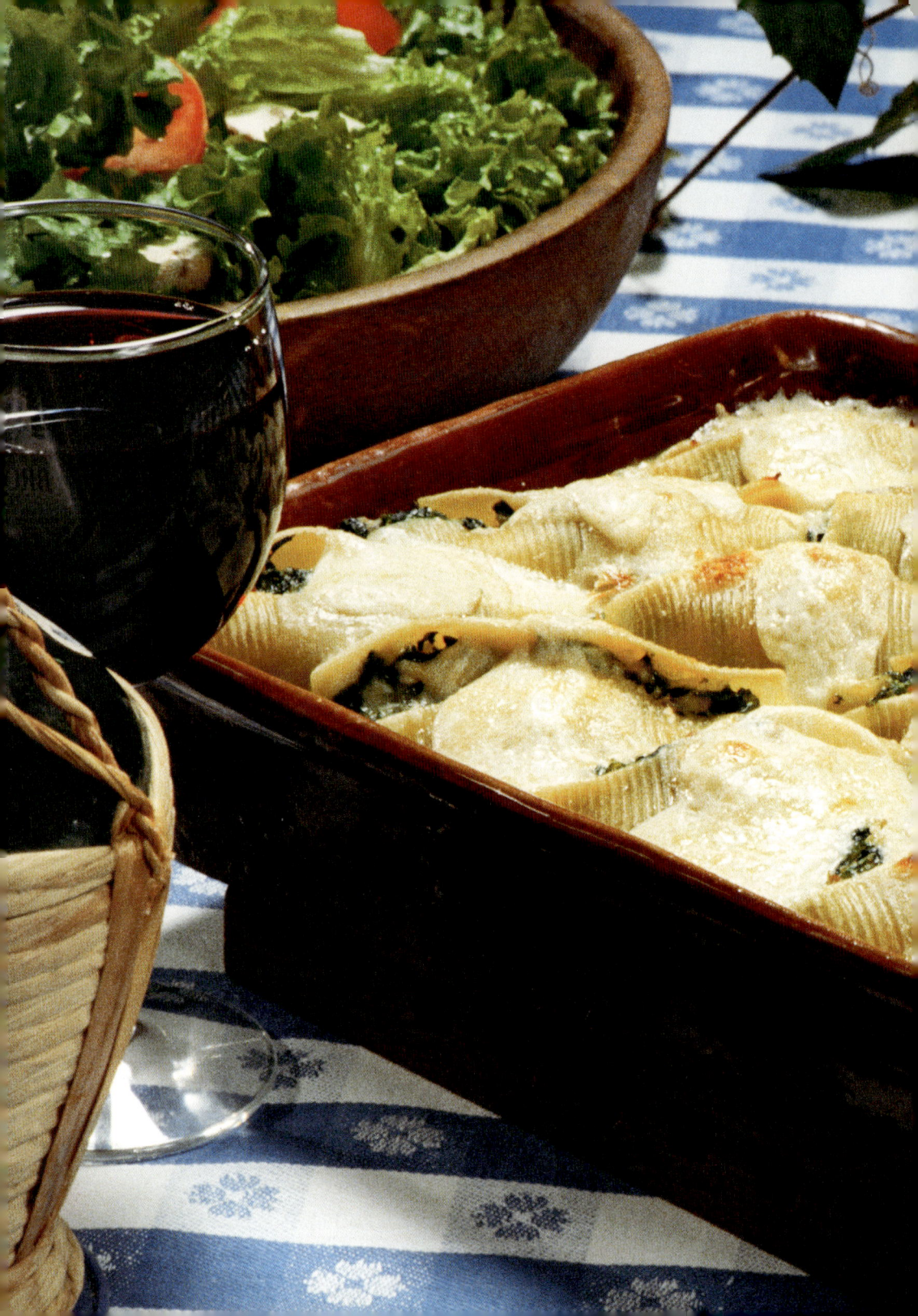

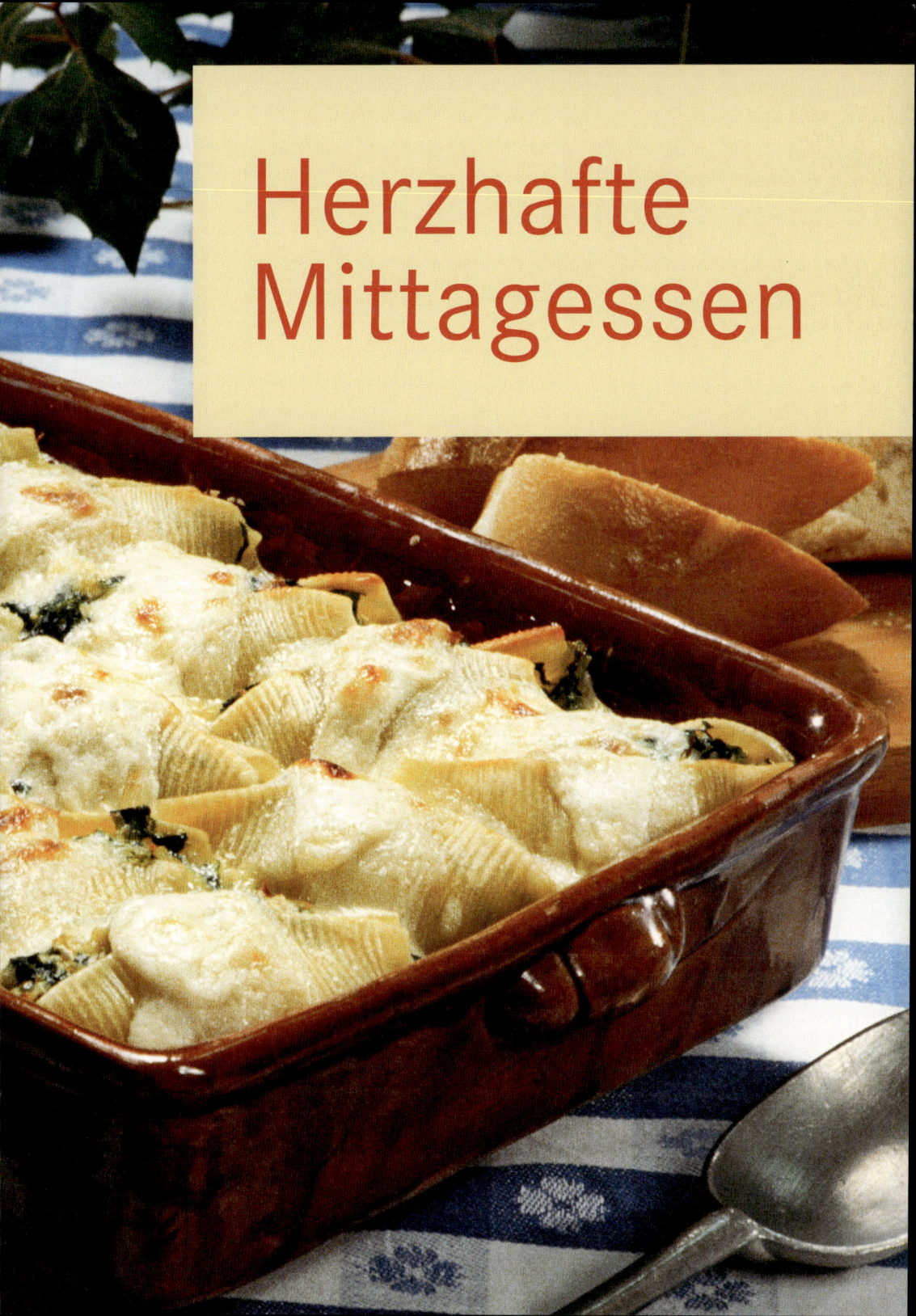

Herzhafte Mittagessen

Eine herzhafte Alternative zu harnsäurereichem Fleisch oder Fisch sind vegetarisch orientierte Suppen, Aufläufe, Eier- oder Gemüsegerichte. Eier, Milch, Milchprodukte und Käse haben kaum Harnsäure und bieten sich neben aromatischem Gemüse und Hülsenfrüchten als »Fleischersatz« an. Generell gilt: Die in vegetarischen Lebensmitteln enthaltenen Purine belasten den Harnsäurespiegel weniger als Purine aus tierischen Lebensmitteln. Eine gut zubereitetes vegetarisches Gericht ist eine wahre Vitamin-, Mineral- und Ballaststoffbombe.

Tomatensuppe mit Basilikum

$^1/_2$ kleine Knoblauchzehe
$^1/_2$ Zwiebel (30 g)
2 kleine schwarze Oliven (6 g)
2 Tomaten (160 g)
1 TL kalt gepresstes Olivenöl (5 g)
1 TL Tomatenmark (5 g)
$^1/_4$ l Gemüsebrühe
Grob gemahlener Pfeffer
Fluoridiertes Jodsalz
1 EL saure Sahne, 10% Fett (20 g)
2 dünne Scheiben Mozzarella (30 g)
4 Basilikumblättchen

1 Die Knoblauchzehe und die Zwiebel schälen und fein würfeln. Das Fleisch der Oliven vom Kern schneiden und ebenfalls fein würfeln. Die Tomaten waschen, den Stielansatz entfernen und das Fruchtfleisch grob würfeln.

2 Das Olivenöl in einem Topf mäßig erhitzen und die Knoblauch- und Zwiebelwürfel darin goldgelb anbraten. Die Tomatenstücke, die Olivenwürfel und das Tomatenmark dazugeben, kurz mitdünsten und mit der Gemüsebrühe aufgießen.

3 Den Backofen auf 220 °C (Gas Stufe 4-5, Umluft 200 °C) vorheizen. Die Suppe mit dem Pfeffer und wenig Salz abschmecken und etwa 10 bis 15 Minuten köcheln lassen.

4 Die saure Sahne glattrühren. Die Suppe vom Herd nehmen und die saure Sahne unterziehen. Die Suppe in eine feuerfeste Suppentasse geben, mit den Mozzarellascheiben belegen und im Backofen gratinieren, bis der Käse zerlaufen ist. Mit den fein geschnittenen Basilikumblättchen bestreuen.

Eine Portion enthält:

226 Kilokalorien / 945 Kilojoule • 8 g Eiweiß • 17 g Fett • 8 g Kohlenhydrate • 30 mg Harnsäure • 4 g Ballaststoffe

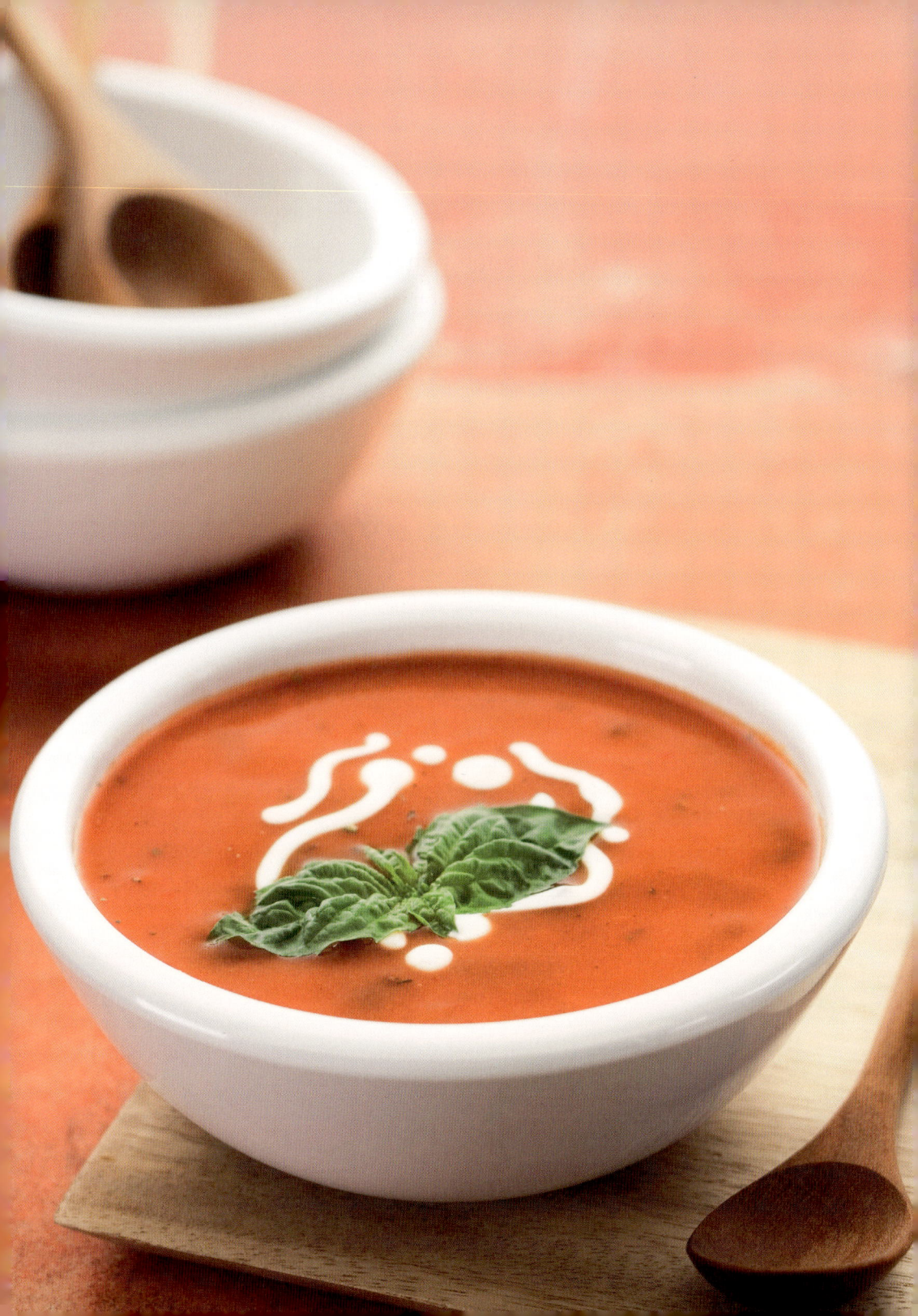

Eier in Senfsauce →

2 Kartoffeln (160 g)
2 Eier
$^1/_2$ Bund Schnittlauch
2 EL Naturjoghurt,
1,5% Fett (40 g)
1 EL mittelscharfer Senf
Grob gemahlener Pfeffer
Fluoridiertes Jodsalz

1 Die Kartoffeln waschen und in Salzwasser etwa 20 Minuten garen. Die Eier hartkochen, anschließend in kaltem Wasser abschrecken.

2 Inzwischen den Schnittlauch waschen und in kleine Röllchen schneiden.

3 Den Joghurt mit dem Frischkäse, dem Senf und den Schnittlauchröllchen mit dem Schneebesen gut verrühren. Mit grob gemahlenem Pfeffer und wenig Salz abschmecken.

4 Die Eier pellen und halbieren. Die gegarten Kartoffeln schälen. Beides auf einem Teller mit der Senfsauce anrichten.

Eine Portion enthält:

432 Kilokalorien / 1806 Kilojoule • 25 g Eiweiß • 19 g Fett • 32 g Kohlenhydrate • 42 mg Harnsäure • 4 g Ballaststoffe

Kernige Lauchcremesuppe

1 kleine Stange Lauch
(100 g)
1 TL Maiskeimöl (5 g)
$^1/_2$ Frühlingszwiebel
(20 g)
2 EL geschrotetes Getreide, z. B. Dinkel (20 g)
200 ml Gemüsebrühe
Fluoridiertes Jodsalz,
Pfeffer
$^1/_2$ Bund Schnittlauch
2 EL Kondensmilch,
7,5% Fett (30 ml)
1 gehäufter EL Frischkäse, fettreduziert (30 g)

1 Den Lauch putzen und längs halbieren, gründlich waschen, abtropfen lassen und in fingerdicke Stücke schneiden.

2 Das Öl in einem Topf erhitzen. Den Lauch und die fein gewürfelte Frühlingszwiebel darin kurz andünsten. Einige Lauchringe fürs spätere Dekorieren beiseite stellen.

3 Das geschrotete Getreide und die Gemüsebrühe zu dem angedünsteten Lauch-Zwiebel-Gemisch geben und alles 20 bis 25 Minuten bei kleiner Hitze köcheln lassen.

4 Etwas Salz und Pfeffer sowie den in Röllchen geschnittenen Schnittlauch dazugeben. Würzig abschmecken.

5 Die Kondensmilch mit dem Frischkäse verrühren. Die Suppe pürieren, nochmals abschmecken und mit der Frischkäse-Kondensmilch-Mischung binden.

6 Die Suppe mit den übrigen Lauchringen bestreut servieren.

Eine Portion enthält:

247 Kilokalorien / 1033 Kilojoule • 11 g Eiweiß • 12 g Fett • 21 g Kohlenhydrate • 63 mg Harnsäure • 6 g Ballaststoffe

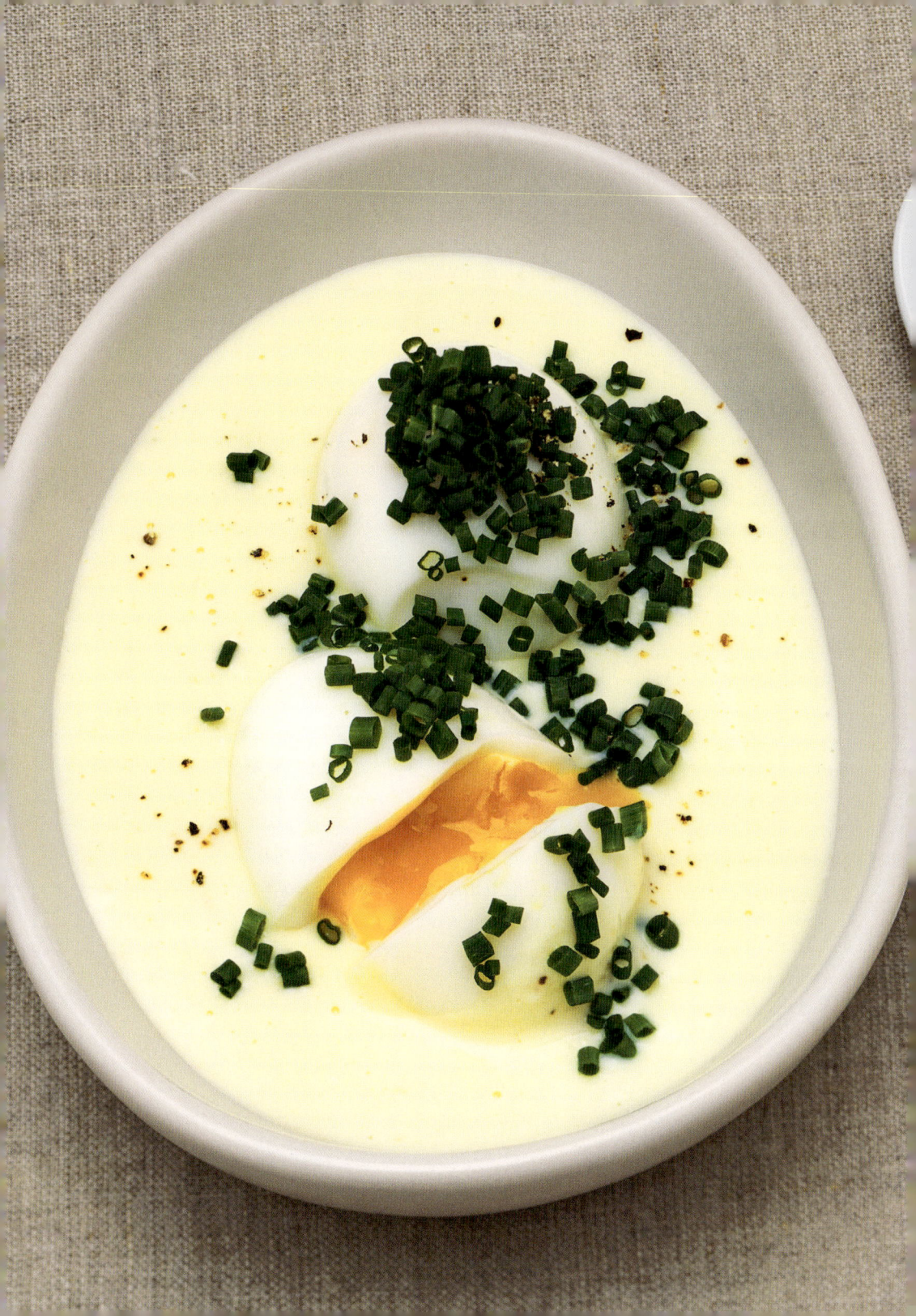

Gnocchi mit Austernpilzen und Mozzarella →

Für den Teig
3 mittelgroße, mehlig kochende Kartoffeln (250 g)
1 EL Kartoffelstärke (20 g)
$\frac{1}{2}$ Ei
Fluoridiertes Jodsalz

Außerdem
50 g Austernpilze
8 Cocktailtomaten
$\frac{1}{2}$ Zwiebel (30 g)
$\frac{1}{2}$ Knoblauchzehe
1 TL kalt gepresstes Olivenöl (5 g)
2 EL Kondensmilch, 7,5 % Fett (30 g)
Oregano, Thymian, Salbei
Schwarzer Pfeffer aus der Mühle
Fluoridiertes Jodsalz
1 Kugel Mozzarella

1 Die Kartoffeln waschen und in Salzwasser etwa 20 Minuten garen. Schälen, durch eine Kartoffelpresse drücken und mit den übrigen Zutaten für den Teig verkneten.

2 In einem großen Topf 2 Liter Wasser zum Kochen bringen. Aus dem Gnocchiteig mit einem Teelöffel kleine Nocken abstechen. Die Gnocchi in das nicht mehr sprudelnd kochende Wasser geben und garziehen lassen.

3 Die Austernpilze waschen, putzen und in mundgerechte Stücke schneiden. Die Cocktailtomaten waschen und halbieren. Die Zwiebel und die Knoblauchzehe schälen und in kleine Würfel schneiden.

4 Das Öl in einem Topf leicht erhitzen und zuerst die Zwiebel- und Knoblauchwürfel andünsten, dann Pilze und Tomaten kurz mitdünsten. Mit Kondensmilch ablöschen und mit Kräutern, Pfeffer und Salz abschmecken. Backofen auf 180 °C (Gas Stufe 2–3, Umluft 160 °C) vorheizen.

5 Die Pilz-Tomaten-Mischung mit den Gnocchi in eine Auflaufform geben. Mit Mozzarella belegen und überbacken.

Eine Portion enthält:
668 Kilokalorien / 2792 Kilojoule • 27 g Eiweiß • 26 g Fett • 70 g Kohlenhydrate • 97 mg Harnsäure • 9 g Ballaststoffe

Pellkartoffeln mit Meerrettichquark

3 große Kartoffeln (240 g)
Fluoridiertes Jodsalz
100 g Rettich
$\frac{1}{2}$ Bund Schnittlauch
1 Zweig Petersilie
90 g Magerquark
1 EL Frischkäse, fettreduziert (20 g)
1 TL Meerrettich (20 g)
Grob gemahlener Pfeffer

1 Die Kartoffeln waschen und in Salzwasser garen. Den Rettich schälen und raspeln. Schnittlauch und Petersilie waschen und fein wiegen.

2 Quark, Frischkäse, Meerrettich, Rettich, Schnittlauch und Petersilie mit dem Schneebesen verrühren. Mit Pfeffer und we-

nig Salz abschmecken. Die Kartoffeln mit dem Meerrettichquark servieren.

Eine Portion enthält:
34g Kilokalorien / 1446 Kilojoule • 22 g Eiweiß • 4 g Fett • 48 g Kohlenhydrate • 49 mg Harnsäure • 8 g Ballaststoffe

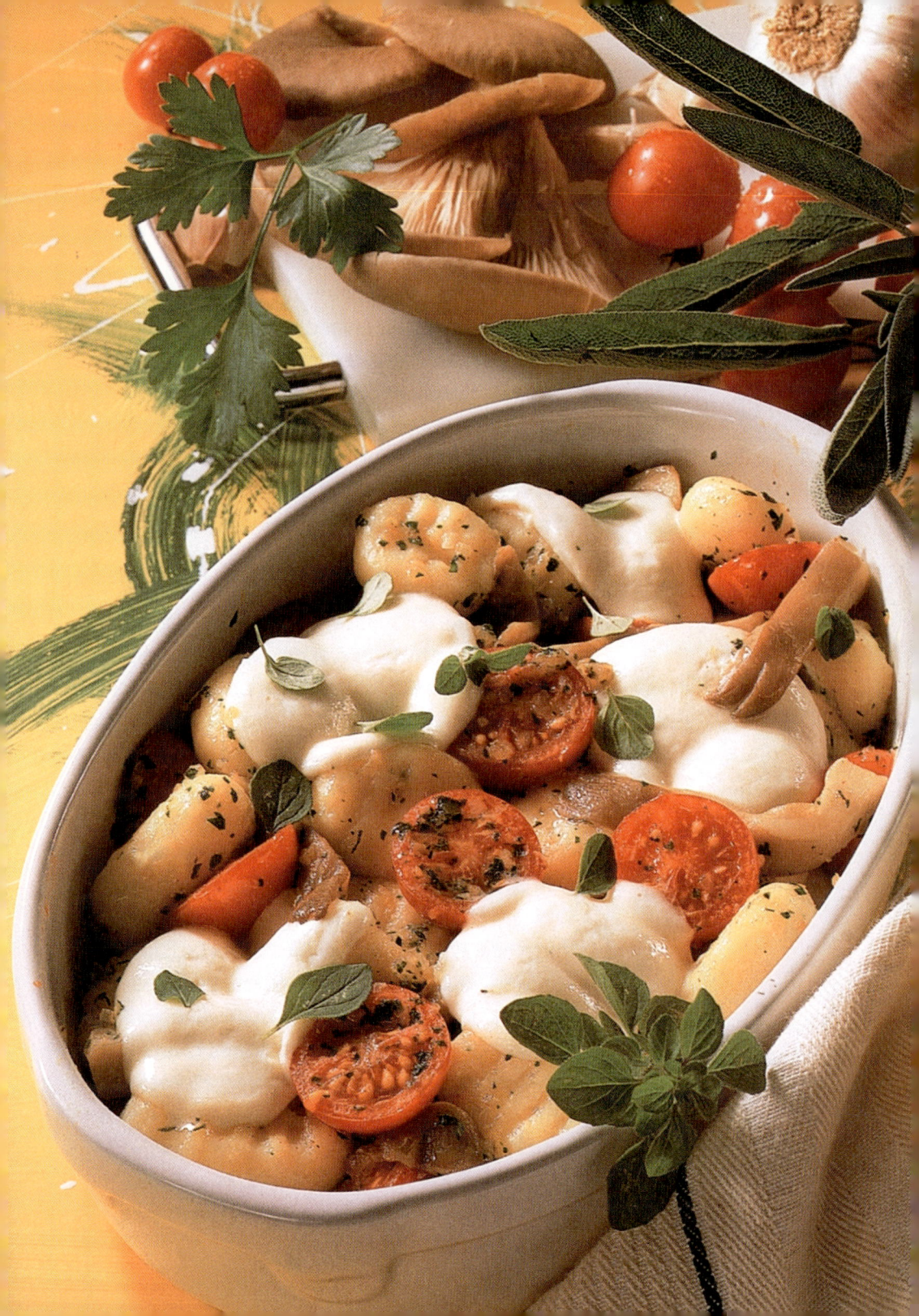

Möhrenpuffer (4 bis 5 Stück)

3 kleine Möhren (225 g)
1 mittelgroße Kartoffel (80 g)
50 g Schafskäse, 45% Fett i. Tr.
$\frac{1}{2}$ Bund Schnittlauch
Thymian, Oregano
1 Ei
1 TL Stärke (5 g)
Grob gemahlener Pfeffer
Gekörnte Gemüsebrühe
2 EL kalt gepresstes Olivenöl (30g)

1 Die Möhren und die Kartoffel waschen, schälen und reiben. Schafskäse würfeln, Kräuter waschen und fein hacken.

2 Die geriebenen Möhren und Kartoffeln mit Ei und Stärke verrühren. Mit dem Schafskäse mischen und mit Pfeffer und gekörnter Gemüsebrühe abschmecken. Die Kräuter dazugeben und alles gut vermischen.

3 Das Öl in einer antihaft-beschichteten Pfanne erhitzen. Aus der Masse kleine Puffer formen und im heißen Öl ausbacken.

Eine Portion enthält:

569 Kilokalorien / 2378 Kilojoule • 20 g Eiweiß • 37 g Fett • 31 g Kohlenhydrate • 60 mg Harnsäure • 10 g Ballaststoffe

Knoblauchquark (Beilage zu 4 bis 5 Puffern)

3 gehäufte EL Magerquark (90 g)
2 EL Naturjoghurt, 1,5% Fett (40 g)
1 Knoblauchzehe
$\frac{1}{2}$ Zwiebel (30 g)
1 kleines Stück Salatgurke (50 g)
1 Zweig Petersilie
$\frac{1}{2}$ TL kalt gepresstes Olivenöl (3 g)
Fluoridiertes Jodsalz
Grob gemahlener Pfeffer

1 Den Quark und den Joghurt mit dem Schneebesen kräftig verrühren. Die Knoblauchzehe schälen und durch eine Presse drücken. Die Zwiebel schälen und fein würfeln. Die Gurke waschen und in dünne Stifte hobeln. Die Petersilie waschen, trockenschwenken und fein hacken.

2 Alle Zutaten mit dem Öl unter die Quark-Joghurt-Masse rühren. Mit Salz und Pfeffer abschmecken.

Eine Portion enthält:

132 Kilokalorien / 552 Kilojoule • 14 g Eiweiß • 4 g Fett • 8 g Kohlenhydrate • 13 mg Harnsäure • 1 g Ballaststoffe

TIPP

Zu den Möhrenpuffern passen auch andere kräftig gewürzte Dips. Die Grundlage, eine Creme aus Quark und Joghurt, bleibt immer gleich, danach können Sie mit Tomatenmark, Meerrettich, Kräutern, Paprikastücken oder Paprikamark und anderen Zutaten würzen. Die Möhrenpuffer mit Dip sind auch bei Kindern sehr beliebt.

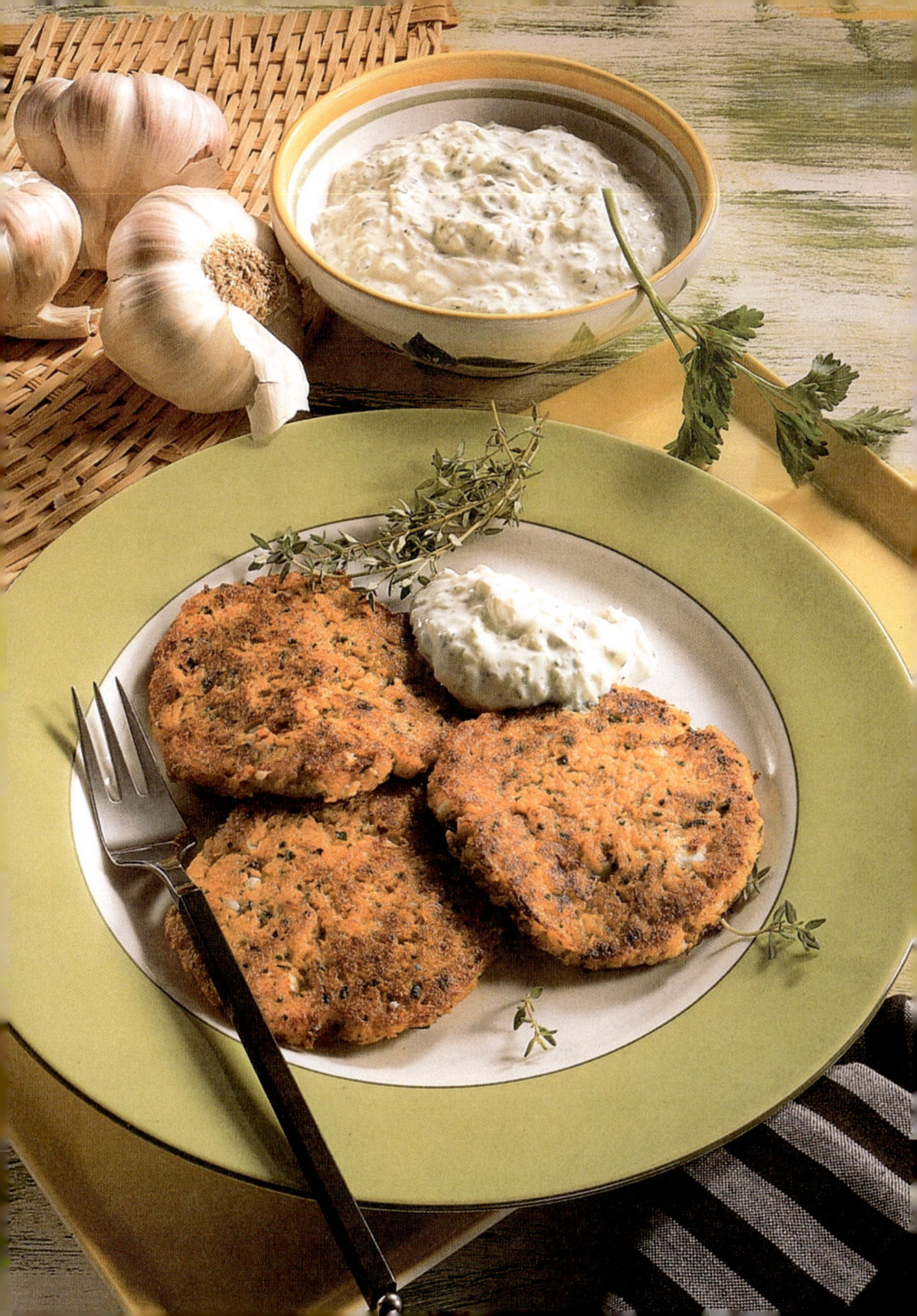

Mediterranes Rührei →

5 Kirschtomaten (50 g)
1/2 kleine gelbe Paprika-
schote (80 g)
1/2 Zwiebel (30 g)
1/2 kleine Knoblauchzehe
1 TL kalt gepresstes
Olivenöl (5 g)
2 Eier
Pfeffer aus der Mühle
30 g Schafskäse
Frisches Basilikum
Frischer Oregano

1 Die Tomaten und die Paprika-schote waschen. Die Tomaten vierteln, die Paprikaschote in kleine Würfel schneiden, dabei die Kerne entfernen. Die Zwiebel und die Knoblauchzehe schälen und würfeln. Den Schafskäse würfeln.

2 Das Olivenöl erhitzen und die Zwiebel- und Knoblauchwürfel darin andünsten.

3 Die Tomatenviertel und die Paprikawürfel in die Pfanne geben und kurz mitdünsten. Die Eier in einen Suppenteller schlagen und verquirlen. Pfeffern und den gewürfelten Schafskäse unterrühren.

4 Die Eier-Käse-Masse in die Pfanne geben und mit einem Pfannenheber rühren, bis das Ei stockt. Die frischen Kräuter waschen und fein geschnitten über das Rührei streuen.

Info Salz wird für dieses Rezept nicht benötigt, da der Schafskäse viel Salz enthält. Dazu passt ein leckeres Vollkornbrötchen oder eine Portion Kräutervollkornnudeln.

Eine Portion enthält:

364 Kilokalorien / 1522 Kilojoule • 23 g Eiweiß • 25 g Fett • 7 g Kohlenhydrate • 42 mg Harnsäure • 4 g Ballaststoffe

Fruchtige Reispfanne

4 EL Naturreis (60 g)
Fluoridiertes Jodsalz
1 Frühlingszwiebel (40 g)
1/2 kleine Zucchini (80 g)
1/2 Banane (50 g)
1 EL Zitronensaft (20ml)
1 TL Sonnenblumenöl
(5 g)
2 EL Kondensmilch,
7,5% Fett (30 ml)
1 EL saure Sahne (15 g)
Pfeffer und Curry zum
Abschmecken

1 Den Reis garen. Die Frühlingszwiebel und die Zucchini putzen, waschen und in Scheiben schneiden. Banane schälen, in Scheiben schneiden und mit Zitronensaft beträufeln. Die Frühlingszwiebel in etwas Öl kurz andünsten, die Zucchini- und Bananenscheiben dazugeben und mitdünsten. Mit Kondensmilch aufgießen und köcheln lassen.

2 Die saure Sahne ein wenig glattrühren und dazugeben, mit den Gewürzen abschmecken. Zusammen mit dem Reis servieren.

Eine Portion enthält:

389 Kilokalorien / 1626 Kilojoule • 10 g Eiweiß • 11 g Fett • 62 g Kohlenhydrate • 131 mg Harnsäure • 4 g Ballaststoffe

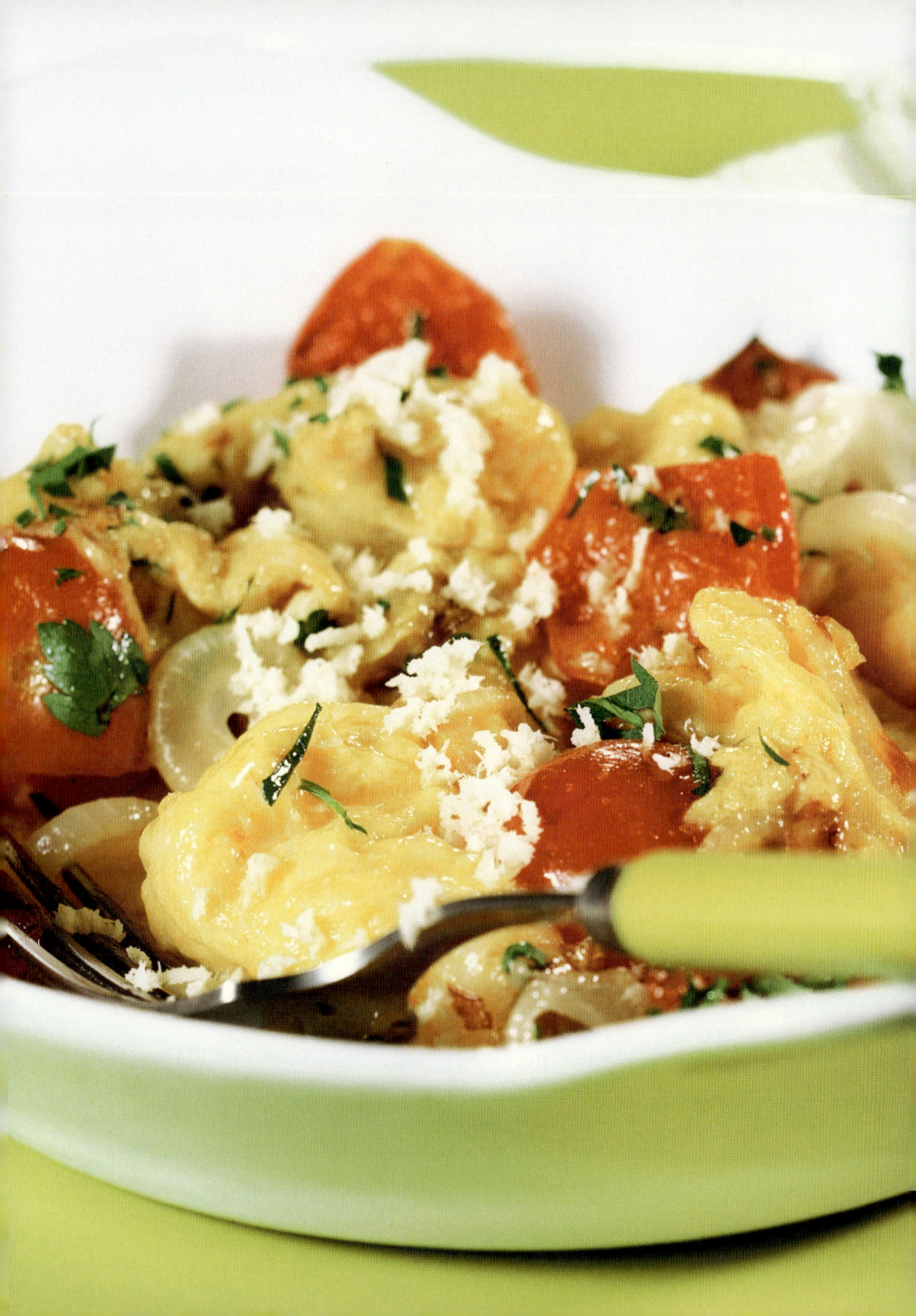

Linsengemüse →

4 EL getrocknete Linsen (60 g)
2 Tomaten (120 g)
1 kleine Möhre (75 g)
1 Zwiebel (60 g)
1 Knoblauchzehe
1 TL Maiskeimöl
60 ml Gemüsebrühe
Fluoridiertes Jodsalz
Pfeffer, Liebstöckel, Petersilie

1 Die Linsen zwei Stunden in Wasser einweichen. Dann das Einweichwasser abgießen.

2 Die Tomaten waschen und klein schneiden. Die Möhre putzen und klein schneiden. Die Zwiebel und die Knoblauchzehe schälen und fein würfeln.

3 Das Öl in einem Topf erhitzen und das Gemüse sowie die Zwiebel- und Knoblauchwürfel kurz andünsten. Die einge- weichten Linsen dazugeben, mit Gemüsebrühe aufgießen und kochen, bis die Flüssigkeit verdampft ist. Das Linsengemüse kräftig mit Gewürzen und Kräutern abschmecken.

Eine Portion enthält:

291 Kilokalorien / 1216 Kilojoule • 16 g Eiweiß • 8 g Fett • 35 g Kohlenhydrate • 125 mg Harnsäure • 16 g Ballaststoffe

Überbackener Tomatenreis

1 Zwiebel (60 g)
$1/2$ Knoblauchzehe
1 TL Pflanzenöl (5 g)
50 g Naturreis
250 ml Gemüsebrühe
3 kleine Tomaten (250 g)
1 Scheibe magerer Schinken (30 g)
$1/4$ Bund Petersilie
Fluoridiertes Jodsalz
Pfeffer
1 EL geriebener Käse, z. B. Parmesan, 30 % Fett i.Tr. (5 g)

1 Die Zwiebel und die Knoblauchzehe schälen, fein würfeln und in dem erhitzten Öl andünsten. Den Reis dazugeben und mitdünsten. Die Brühe hinzugießen und zum Kochen bringen. Den Reis bei schwacher Hitze etwa 40 Minuten ausquellen lassen.

2 Die Tomaten waschen, halbieren und die Stielansätze entfernen. Das Fruchtfleisch in kleine Stücke schneiden. Den Schinken in Streifen schneiden. Die Petersilie waschen, trockenschwenken und fein wiegen. Den Backofen auf 200 °C (Gas Stufe 3–4, Umluft 180 ° C) vorheizen.

3 Kurz vor Ende der Garzeit die Tomaten und den Schinken zu dem Reis geben. Mit wenig Salz und Pfeffer würzen und die Petersilie dazugeben. Den Reis in eine Auflaufform geben und mit dem Käse bestreuen. Den Reis im heißen Ofen auf mittlerer Schiene überbacken.

Eine Portion enthält:

372 Kilokalorien / 1555 Kilojoule • 15 g Eißweiß • 12 g Fett • 47 g Kohlenhydrate • 173 mg Harnsäure • 8 g Ballaststoffe

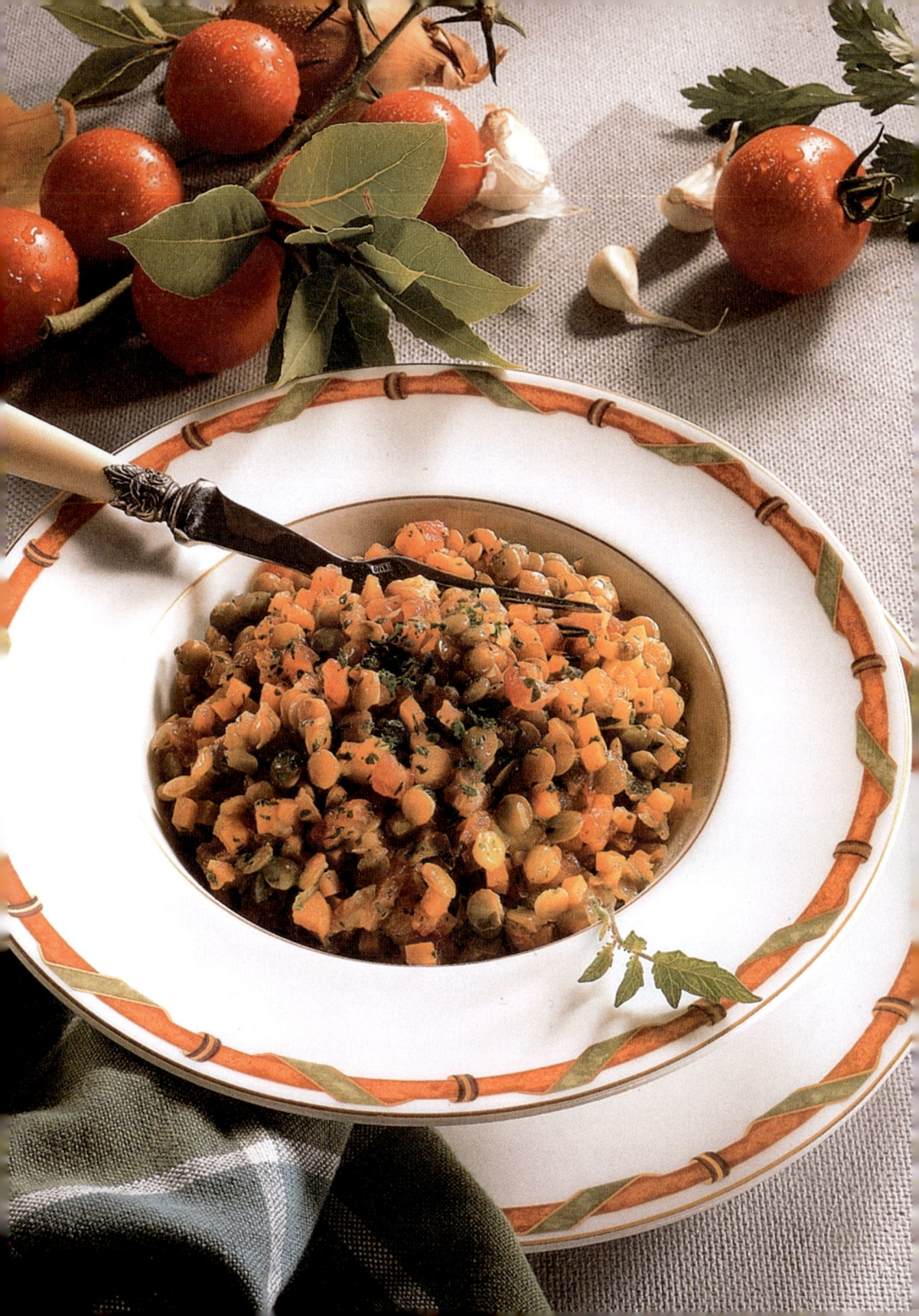

Zucchini-Pilz-Ragout →

1/2 Zwiebel (30 g)
1/2 kleine Knoblauchzehe
1 kleine Zucchini
100 g Champignons
1 TL kalt gepresstes
Olivenöl (5 g)
Gekörnte Gemüsebrühe
Grob gemahlener Pfeffer
3 EL Kondensmilch,
7,5 % Fett (45 ml)
1/2 Bund Schnittlauch

1 Die Zwiebel und die Knoblauchzehe schälen und fein würfeln. Die Zucchini putzen, waschen und in Stifte schneiden. Die Champignons putzen und in Scheiben schneiden.

2 Das Öl in einem Topf erhitzen und die Zwiebel- und Knoblauchwürfel darin goldgelb andünsten. Die Zucchini- und Pilzstücke dazugeben und kurz mitdünsten. Mit gekörnter Brühe und Pfeffer würzen. Die Kondensmilch dazugießen und kurz einkochen lassen.

3 Inzwischen den Schnittlauch waschen, trockenschwenken und in feine Röllchen schneiden. Vor dem Servieren über das Ragout streuen.

Eine Portion enthält:

168 Kilokalorien / 702 Kilojoule • 9 g Eiweiß • 9 g Fett • 11 g Kohlenhydrate • 113 mg Harnsäure • 5 g Ballaststoffe

Käsespätzle

1/2 Zwiebel
1/2 TL Sonnenblumenöl
(3 g)
1 Zweig Petersilie
Grob gemahlener Pfeffer
Geriebene Muskatnuss
50 g Emmentaler,
45 % F.i.Tr.
80 g Weizenvollkornmehl
1 kleines Ei
Fluoridiertes Jodsalz

1 Die Zwiebel schälen und in Ringe schneiden. Die Zwiebelringe in Öl andünsten.

2 Die Petersilie waschen, fein hacken und mit den Zwiebelringen dünsten. Mit Pfeffer und Muskat würzen. Den Käse reiben. Den Backofen auf 200 °C (Gas Stufe 3–4, Umluft 180 °C) vorheizen.

3 Einen großen Topf Wasser zum Kochen bringen. Das Mehl mit 100 ml Wasser, dem Ei und etwas Salz verrühren. Den Spätzleteig portionsweise mit einem Spätzlehobel ins kochende Wasser geben. Die Spätzle kochen lassen, dann mit einem Schaumlöffel herausnehmen.

4 Die Spätzle, die Zwiebel-Petersilien-Masse und den Käse schichtweise in eine feuerfeste Auflaufform geben. Mit Käse abschließen. Auf der mittleren Schiene etwa 15 Minuten überbacken.

Eine Portion enthält:

563 Kilokalorien / 2553 Kilojoule • 28 g Eiweiß • 23 g Fett • 52 g Kohlenhydrate • 145 mg Harnsäure • 8 g Ballaststoffe

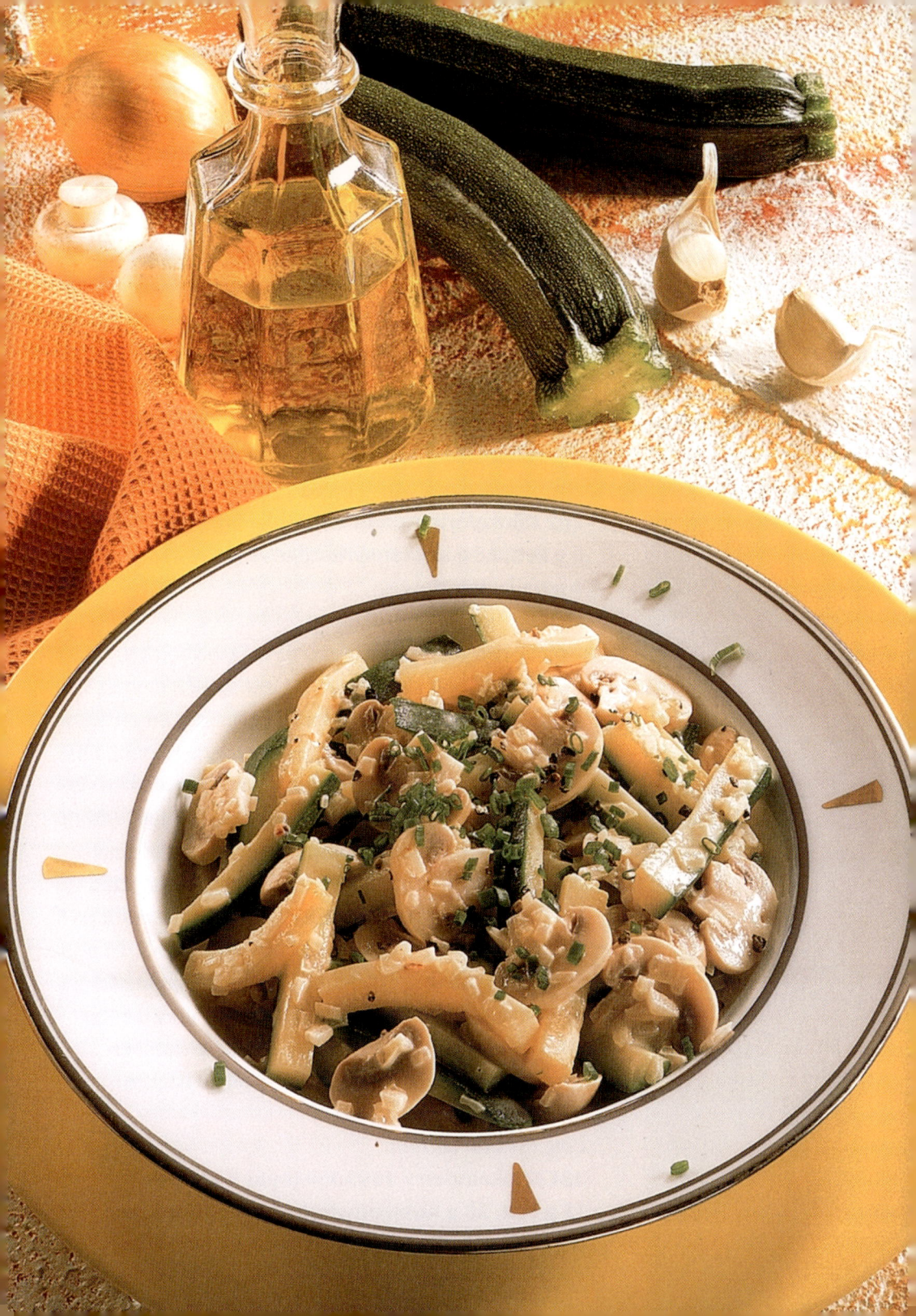

Backkartoffeln à la méditerranée

2 Kartoffeln (160 g)
$\frac{1}{2}$ kleine Knoblauchzehe
1 TL kalt gepresstes
Olivenöl (5 g)
1 EL Parmesan (5 g)

1 Die Kartoffeln waschen und in Salzwasser in etwa 20 Minuten garen. Backofen auf 200 °C (Gas Stufe 3–4, Umluft 180 °C) vorheizen. Ein Backblech mit Backpapier auslegen.
2 Die Knoblauchzehe schälen. Die gegarten Kartoffeln halbieren. Schnittflächen mit Knoblauch einreiben und mit Oliven-
öl bepinseln. Die Kartoffeln auf ein Backblech legen und mit geriebenem Parmesan bestreuen. Kurz überbacken.

Eine Portion enthält:

202 Kilokalorien / 844 Kilojoule • 5 g Eiweiß • 6 g Fett • 28 g Kohlenhydrate • 25 mg Harnsäure • 4 g Ballaststoffe

Kartoffel-Lauch-Gratin →

2 vorgekochte Kartoffeln (160 g)
1 kleine Stange Lauch (100 g)
2 EL Frischkäse, fettreduziert (40 g)
1 EL Milch, 1,5 % Fett (15 ml)
$\frac{1}{2}$ Ei
Fluoridiertes Jodsalz
Pfeffer, Muskatnuss
2 EL geriebener Käse, 30 % Fett i. Tr. (16 g)

1 Den Backofen auf 220 °C (Gas Stufe 3–4, Umluft 200 °C) vorheizen. Die Kartoffeln schälen, in Scheiben schneiden. Den Lauch putzen, waschen, in Ringe schneiden. Mit den Kartoffeln in eine Gratinform geben.
2 Den Frischkäse mit Milch und Ei verquirlen und mit den Gewürzen abschmecken. Die Mas-
se über die Kartoffel- und Lauchstücke gießen. Den Käse darüberstreuen und das Gratin 10 bis 15 Minuten backen.

Eine Portion enthält:

381 Kilokalorien / 1593 Kilojoule • 24 g Eiweiß • 18 g Fett • 28 g Kohlenhydrate • 75 mg Harnsäure • 6 g Ballaststoffe

TIPP

Zu den Backkartoffeln wie auch zum Kartoffel-Lauch-Gratin passt ein frischer Salat. Wählen Sie nach Lust und Laune zwischen einem gemischten Gemüsesalat, einem Tomatensalat mit etwas Balsamessig und Olivenöl, einem grünen Salat mit einem einfachen Dressing aus Zitronensaft und etwas Wasser und Zucker – zu dem zarten Kartoffelgeschmack ist die säuerliche Frische einfach genau das Richtige.

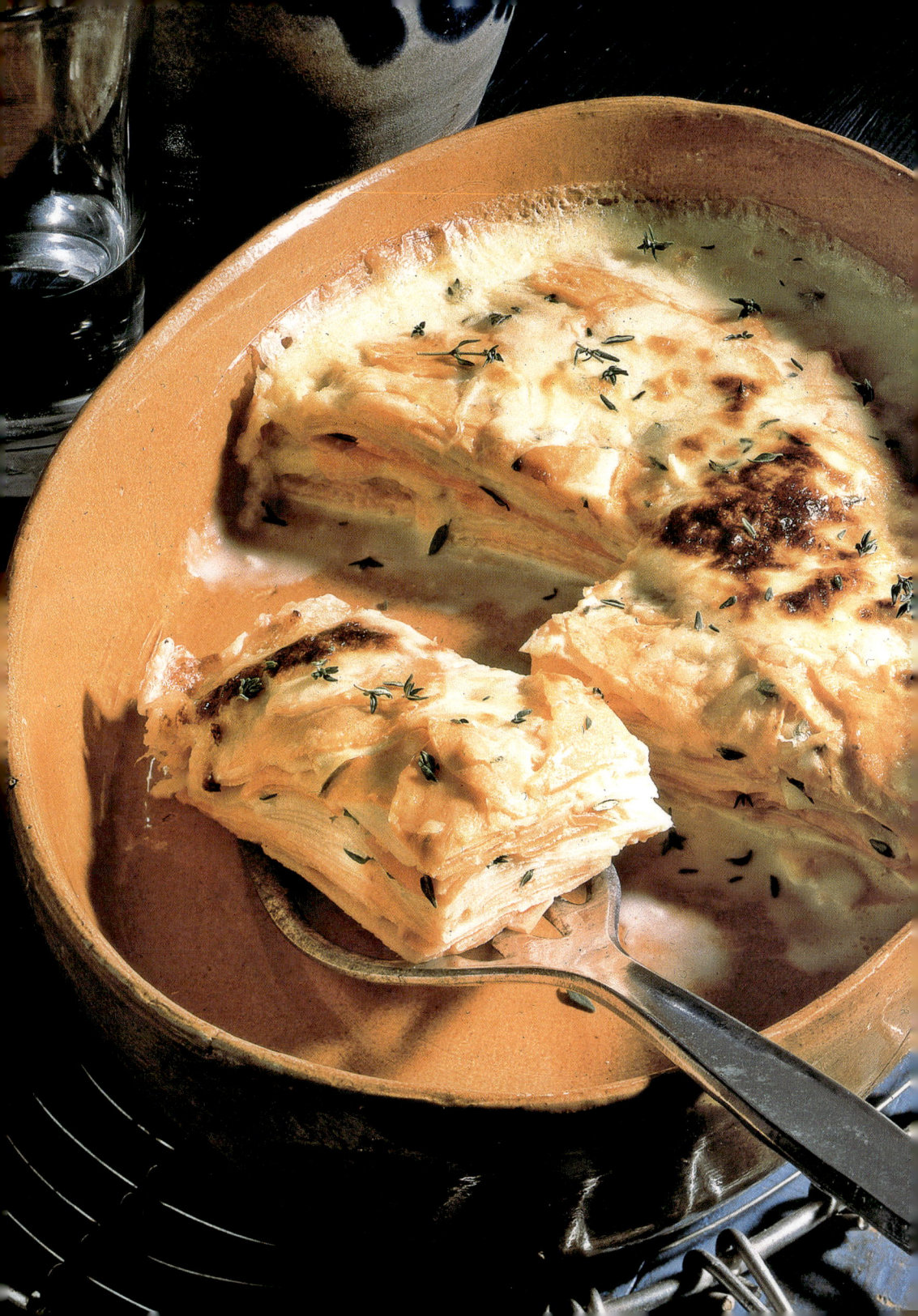

Kohlrabi mit Gemüsefüllung und Parmesan-Kartoffelpüree

Für den Kohlrabi
1 mittelgroßer Kohlrabi (200 g)
Fluoridiertes Jodsalz
Pfeffer
125 ml Gemüsebrühe
1/2 kleine Lauchstange (50 g)
50 g Brokkoli
1 kleine Möhre (75 g)
1 TL Kürbiskernöl (5 g)
Knoblauch nach Geschmack

Für die Sauce
1/2 Bund Petersilie
Kohlrabi (ausgehöhltes Fruchtfleisch)
Fluoridiertes Jodsalz
Pfeffer
2 EL Kondensmilch

Für das Püree
2 mittelgroße Kartoffeln (160 g)
Fluoridiertes Jodsalz
2 EL Parmesan (10 g)

1 Kartoffeln waschen und in Salzwasser etwa 20 Minuten garen. Den Kohlrabi schälen, aushöhlen – das ausgehöhlte Fruchtfleisch beiseite stellen – und den Kohlrabi mit wenig Salz und Pfeffer würzen. Die Gemüsebrühe und den Kohlrabi in einen Topf geben und bei mittlerer Hitze in etwa 15 Minuten dämpfen.

2 Das restliche Gemüse putzen, waschen und sehr klein schneiden. Die Brokkoliröschen kurz blanchieren. Das Öl in einem Topf erhitzen und das klein geschnittene Gemüse darin bissfest garen.

3 Abschmecken, den Kohlrabi damit füllen und noch etwa 10 Minuten bei geschlossenem Deckel in der Brühe garen. Die Gemüsebrühe abgießen und beiseite stellen.

4 Die gegarten Kartoffeln schälen und durch die Kartoffelpresse drücken. Mit dem geriebenen Parmesan und wenig Salz vermischen.

5 Gemüsebrühe mit der gewaschenen, klein gezupften Petersilie und dem Kohlrabifleisch aufkochen, mit Salz und Pfeffer abschmecken und fein pürieren. Kondensmilch dazugeben und kurz aufkochen lassen. Das Püree in eine Spritztüte füllen. Die Sauce auf einen Teller gießen, den gegarten Kohlrabi daraufsetzen. Das Kartoffel-Parmesan-Püree dekorativ daneben anrichten.

Eine Portion enthält:

420 Kilokalorien / 1756 Kilojoule • 19 g Eiweiß • 15 g Fett • 47g Kohlenhydrate • 152 mg Harnsäure • 13 g Ballaststoffe

TIPP

Kohlrabi bekommen Sie bei uns inzwischen das ganze Jahr über. Im Sommer gibt es die frische Freilandware – in dieser Zeit sollten Sie aufpassen, dass Sie Kohlrabi nur kaufen, wenn es zuvor ausreichend geregnet hat, sonst geraten Sie leicht an holzige Ware.

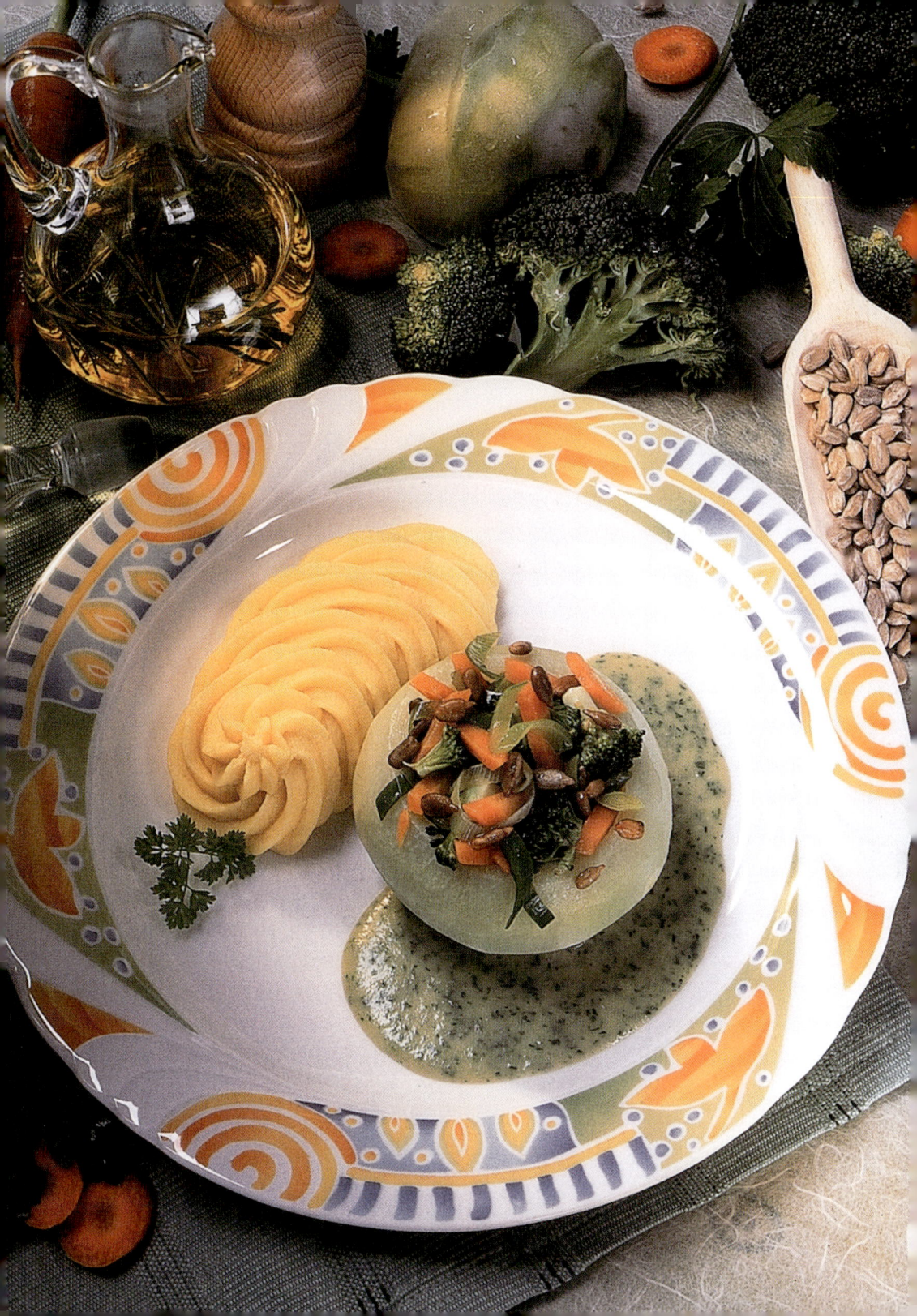

40 g Spinat (tiefgekühlt)
$^1/_2$ Zwiebel (30 g)
$^1/_2$ Knoblauchzehe
$^1/_2$ kleine Möhre (40 g)
$^1/_2$ kleine Stange Lauch
$^1/_2$ kleine Aubergine (40 g)
$^1/_2$ kleine Zucchini (40 g)
$^1/_2$ kleine Tomate (40 g)
1 EL kalt gepresstes Olivenöl (10 g)
100 g passierte Tomaten (Dose oder Tetrapack)
Fluoridiertes Jodsalz
Grob gemahlener Pfeffer
Salbei, Thymian, Oregano, Basilikum
50 g Lasagneplatten (vorgegart)
50 g geriebener Käse, 30–40 % Fett i. Tr.

Außerdem
Butter für die Form

Gemüse-Lasagne »Giovanni«

1 Den Spinat auftauen. Die Zwiebel und die Knoblauchzehe schälen und fein würfeln. Das Gemüse gründlich waschen. Die Möhre schälen, halbieren und in Streifen schneiden. Den Lauch halbieren und ebenfalls in Streifen schneiden. Die Aubergine putzen und würfeln. Die Zucchini halbieren und in Streifen schneiden. Die Tomate halbieren, den Stielansatz herausschneiden und das Fruchtfleisch würfeln.

2 Das Olivenöl in einem Topf erhitzen. Die Knoblauch- und Zwiebelwürfel darin andünsten, den aufgetauten Spinat sowie die Möhren dazugeben und einige Minuten mitdünsten. Jetzt die restlichen Gemüsesorten dazugeben, mit den passierten Tomaten aufgießen und alles nochmals einige Minuten köcheln lassen. Die Gemüsemasse mit wenig Salz, Pfeffer und den Kräutern kräftig abschmecken.

3 Den Boden einer Auflaufform mit Butter ausfetten. Mit etwas Gemüsemasse bedecken und nun schichtweise mit den Nudelplatten, dem geriebenen Käse und der Gemüsemasse auffüllen. Mit Gemüsemasse und geriebenem Käse abschließen.

4 Die Lasagne im Backofen auf mittlerer Schiene bei 180–200 °C (Gas Stufe 3–4, Umluft 160–180 °C) in etwa 20 bis 30 Minuten überbacken.

Eine Portion enthält:

537 Kilokalorien / 2408 Kilojoule • 26 g Eiweiß • 27 g Fett • 50 g Kohlenhydrate • 151 mg Harnsäure • 12 g Ballaststoffe

TIPP

Selbstverständlich können Sie auch nach Belieben andere Gemüsesorten für Ihre Lasagne verwenden. Die passierten Tomaten und der Spinat sind allerdings unabdingbar, sie geben der Lasagne den unverwechselbaren Geschmack und sorgen für ausreichend Flüssigkeit, damit das Gericht schön cremig wird.

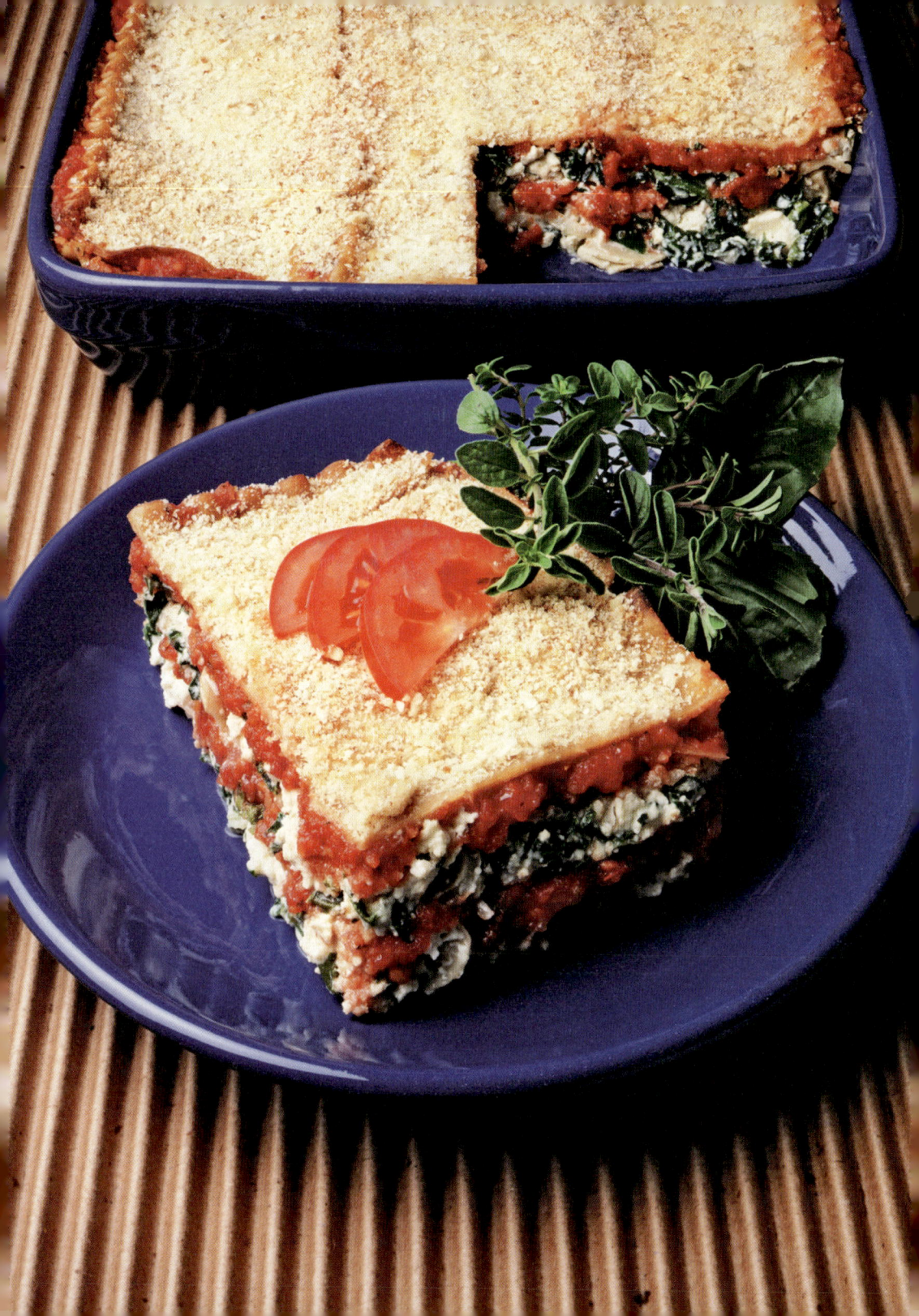

Gemüse-Spaghetti →

1 Zwiebel (60 g)
$\frac{1}{2}$ kleine Knoblauchzehe
1 Tomate (80 g)
100 g Spaghetti (am besten ohne Ei)
100 g Brokkoli (kleine Röschen)
$\frac{1}{8}$ l Gemüsebrühe
1 TL kalt gepresstes Olivenöl (5 g)
1 TL Tomatenmark (5 g)
Fluoridiertes Jodsalz
Pfeffer, Cayennepfeffer
2 EL Maiskörner, aus der Dose oder tiefgekühlt (50 g)
Frische Basilikumblätter
Frische Salbeiblätter
1 TL geriebener Parmesan (5 g)

1 Die Zwiebel sowie die Knoblauchzehe schälen und klein würfeln. Die Tomate waschen, halbieren und klein würfeln.

2 Die Spaghetti nach Packungsanweisung bissfest garen.

3 Inzwischen die Brokkoliröschen in wenig Gemüsebrühe blanchieren. Das Olivenöl erhitzen und die Zwiebel- und Knoblauchwürfel darin andünsten. Die Tomatenwürfel dazugeben und etwa 5 Minuten mitdünsten. Das Tomatenmark dazugeben, mit der Gemüsebrühe aufgießen und mit wenig Salz, Pfeffer und Cayennepfeffer abschmecken. 5 Minuten köcheln lassen.

4 Die Spaghetti in ein Sieb schütten und abtropfen lassen. Dann in einen tiefen Teller geben und mit der Sauce überziehen. Den Mais, die gewaschenen, fein gehackten Basilikum- und Salbeiblättchen und den Parmesan darüberstreuen.

Info Harnsäure aus pflanzlichen Lebensmitteln ist für den Purinstoffwechsel weniger belastend als Harnsäure aus tierischen Lebensmitteln.

Eine Portion enthält:

535 Kilokalorien / 2236 Kilojoule • 19 g Eiweiß • 8 g Fett • 90 g Kohlenhydrate • 182 mg Harnsäure • 12 g Ballaststoffe

Junges Brechbohnen-Tomaten-Gemüse

100 g grüne Bohnen, frisch oder tiefgekühlt
$\frac{1}{2}$ Zwiebel (30 g)
1 frische Tomate (60 g)
1 TL Olivenöl (5 g)
50 ml Gemüsebrühe
1 Zweig Bohnenkraut
Fluoridiertes Jodsalz
Pfeffer

1 Frische Bohnen putzen, waschen und in wenig Salzwasser blanchieren. Tiefgekühlte Bohnen auftauen lassen. Die Zwiebel schälen und fein würfeln. Die Tomate waschen und würfeln. Stielansatz entfernen.

2 Das Öl in einem Topf erhitzen, die Zwiebel glasig dünsten. Die Bohnen dazugeben und mit wenig Brühe aufgießen, die Bohnen bissfest garen. Die Tomatenwürfel dazugeben und alles kräftig abschmecken.

Eine Portion enthält:

96 Kilokalorien / 401 Kilojoule • 3 g Eiweiß • 6 g Fett • 7 g Kohlenhydrate • 72 mg Harnsäure • 5 g Ballaststoffe

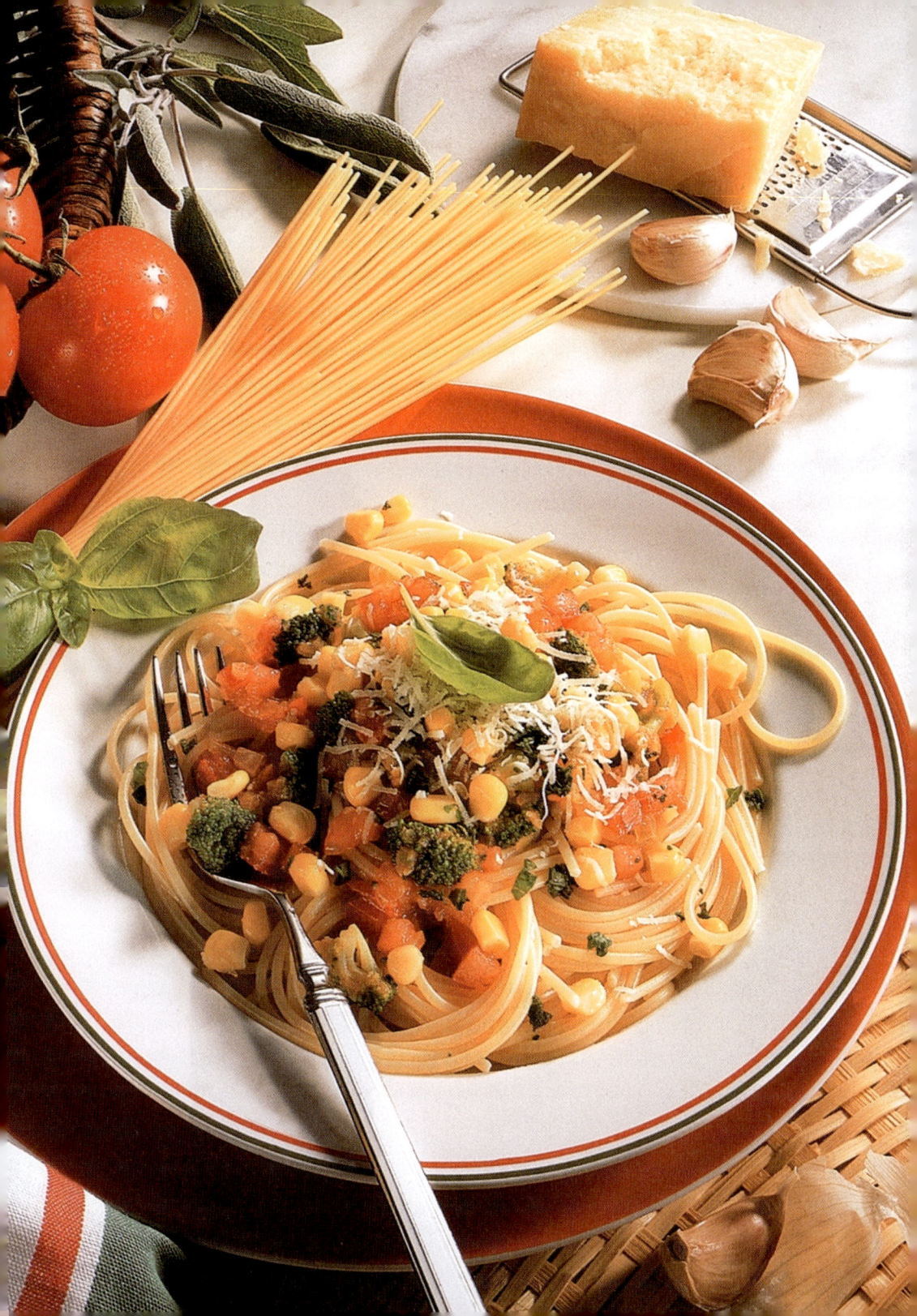

Gemüse-Paella →

1 Zwiebel (60 g)
$^1/_2$ kleine Knoblauchzehe
1 TL kalt gepresstes Olivenöl (5 g)
4 EL Naturreis (60 g)
$^1/_2$ Briefchen Safranfäden oder
1 TL Kurkuma
150 ml Hühnerbrühe
1 kleine Möhre (75 g)
$^1/_2$ kleine Stange Lauch (50 g)
1 Zweig Petersilie
50 g grüne Bohnen, frisch oder tiefgekühlt
Fluoridiertes Jodsalz
Pfeffer aus der Mühle
1 EL Mais, aus der Dose oder tiefgekühlt (25 g)
50 g Krabben

1 Die Zwiebel und die Knoblauchzehe schälen und fein hacken. Das Olivenöl in einem Topf erhitzen und die Zwiebel- und Knoblauchwürfel goldgelb andünsten. Den Reis dazugeben und glasig werden lassen.

2 Den Safran in der Hühnerbrühe auflösen und zum Reis geben. Den Reis 30 bis 40 Minuten ausquellen lassen.

3 Inzwischen das Gemüse putzen, waschen und in dünne Scheiben schneiden. Die Petersilie waschen, trockenschwenken und fein wiegen. Die Boh-

nen 3 Minuten blanchieren. Die Möhrenstücke und die Bohnen etwa 10 Minuten vor Ende der Garzeit des Reises zugeben und mit Salz und Pfeffer abschmecken. Nach 5 Minuten den Lauch zugeben.

4 Den Mais und die Krabben unterheben, die Paella mit der Petersilie bestreuen.

Eine Portion enthält:

481 Kilokalorien / 1743 Kilojoule • 19 g Eiweiß • 8 g Fett • 61 g Kohlenhydrate • 236 mg Harnsäure • 11 g Ballaststoffe

Kartoffeln mit Kräuterragout

2 Kartoffeln (160 g)
Fluoridiertes Jodsalz
$^1/_2$ Zwiebel (30 g)
$^1/_2$ kleine Zucchini (75 g)
1 kleine rote Paprikaschote (120 g)
1 TL Olivenöl (5 g)
4 EL Kondensmilch, 7,5 % Fett (60 ml)
Pfeffer
Gekörnte Gemüsebrühe
1 Zweig Petersilie
$^1/_2$ Bund Schnittlauch

1 Die Kartoffeln waschen und in Salzwasser garen. Die Zwiebel schälen und in Würfel schneiden. Die Zucchini putzen, waschen und würfeln. Die Paprikaschote waschen, halbieren, die Kerne entfernen.

2 Das Öl in einem Topf erhitzen und die Zwiebelwürfel goldgelb andünsten. Zucchini- und Paprikawürfel hinzufügen und ebenfalls kurz andünsten. Kondensmilch dazugeben und alles mit

den Gewürzen abschmecken, kurz köcheln lassen. Die fein geschnittenen Kräuter in die Sauce geben.

3 Die gegarten Kartoffeln pellen und halbieren. Zusammen mit der Sauce anrichten.

Eine Portion enthält:

306 Kilokalorien / 1279 Kilojoule • 11 g Eiweiß • 11 g Fett • 40 g Kohlenhydrate • 65 mg Harnsäure • 10 g Ballaststoffe

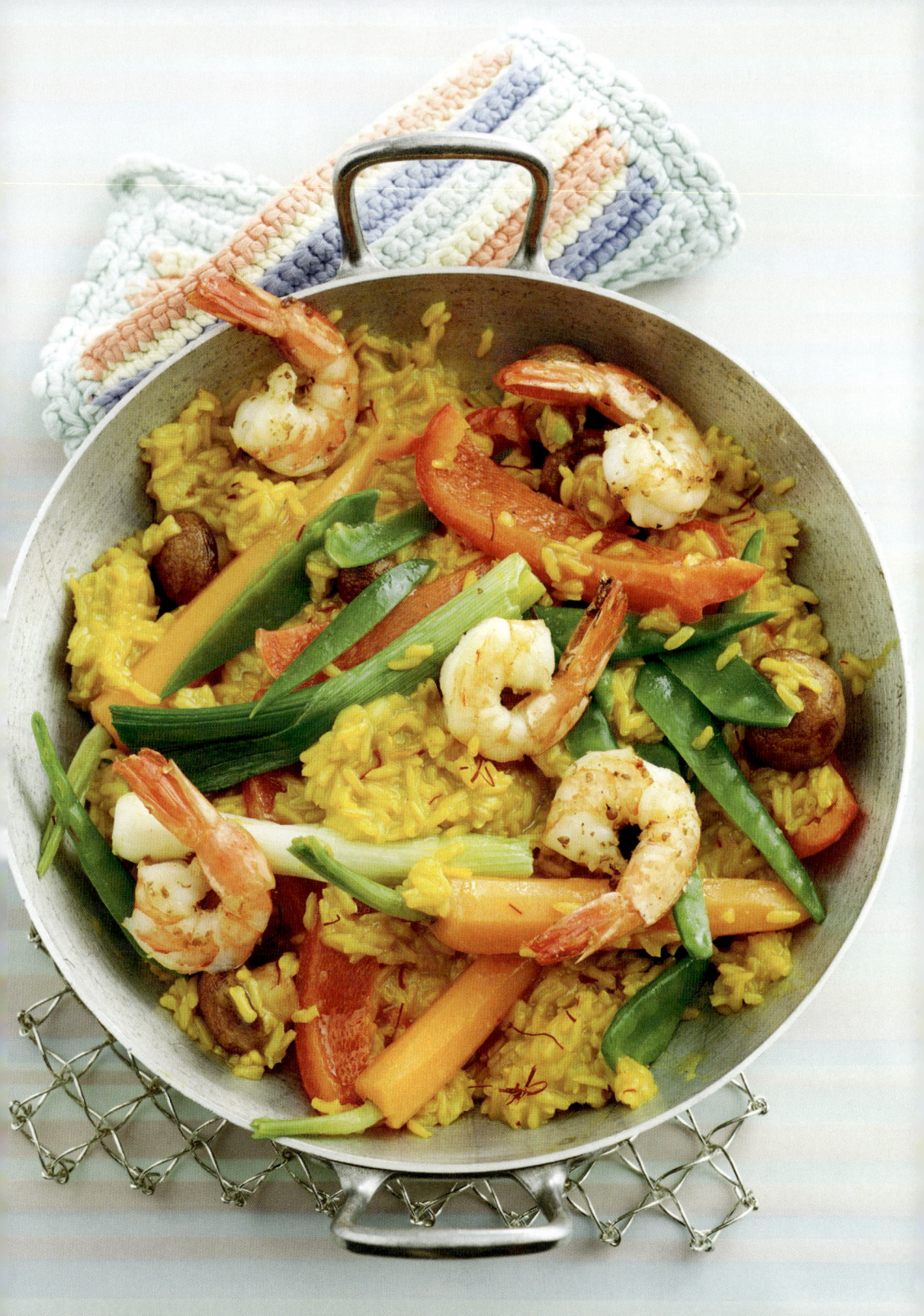

Kabeljau mit Tomaten-Orangen-Sauce

150 g Kabeljaufilet
Etwas Zitronensaft
Fluoridiertes Jodsalz
1/2 Zwiebel (30 g)
2 kleine Tomaten (100 g)
1 TL Sonnenblumenöl
(5 g)
1 Orange (150 g)
1 TL Orangenmarmelade
(15 g)
150 g Tomatenstücke
aus der Dose
Pfeffer
Gekörnte Gemüsebrühe
30 g Edamer
(30 % Fett i. Tr.)
Paprikapulver
1 TL Sesamsamen (5 g)

1 Das Fischfilet mit dem Zitronensaft beträufeln und leicht salzen. Die Zwiebel schälen und würfeln. Die frischen Tomaten waschen und ebenfalls klein würfeln, dabei den Stielansatz entfernen. Das Öl in einem Topf erhitzen und die Zwiebel- und Tomatenwürfel darin kurz andünsten.

2 Den Backofen auf 200 °C (Gas Stufe 3–4, Umluft 180 °C) vorheizen. Die Orange auspressen, den Saft, die Orangenmarmelade und die Tomatenstücke aus der Dose zu der Zwiebel-Tomaten-Masse geben und aufkochen. Mit dem Pfeffer und der gekörnten Gemüsebrühe abschmecken. Das Fischfilet in der Sauce 5 bis 10 Minuten garziehen lassen. Den Käse grob reiben.

3 Die Tomaten-Orangen-Sauce mit dem Fisch vorsichtig in eine Auflaufform geben. Mit dem geriebenen Käse und Paprikapulver bestreuen. Im Ofen auf mittlerer Schiene so lange überbacken, bis der Käse geschmolzen ist.

4 Inzwischen den Sesam in einer trockenen Pfanne anrösten. Vor dem Servieren über das überbackene Fischfilet geben.

Eine Portion enthält:

647 Kilokalorien / 2705 Kilojoule • 49 g Eiweiß • 15 g Fett • 68 g Kohlenhydrate • 319 mg Harnsäure • 12 g Ballaststoffe

TIPPS

❍ *Die gekörnte Gemüsebrühe wird in diesem Rezept als Salzersatz verwendet.*

❍ *Als Beilage zum Kabeljau eignet sich hervorragend ein Vollkornrisotto, welches auch mit den trocken angerösteten Sesamsamen gemischt werden kann.*

❍ *Servieren Sie zu dem Kabeljau auch einmal einen grünen Salat, der entweder mit einer leichten Vinaigrette oder mit Zitronensaft, Wasser und Zucker angemacht wird. Für die Vinaigrette nehmen Sie 1 Teelöffel Senf, 1 Teelöffel Essig, 2 Teelöffel Öl und eventuell ganz wenig Wasser.*

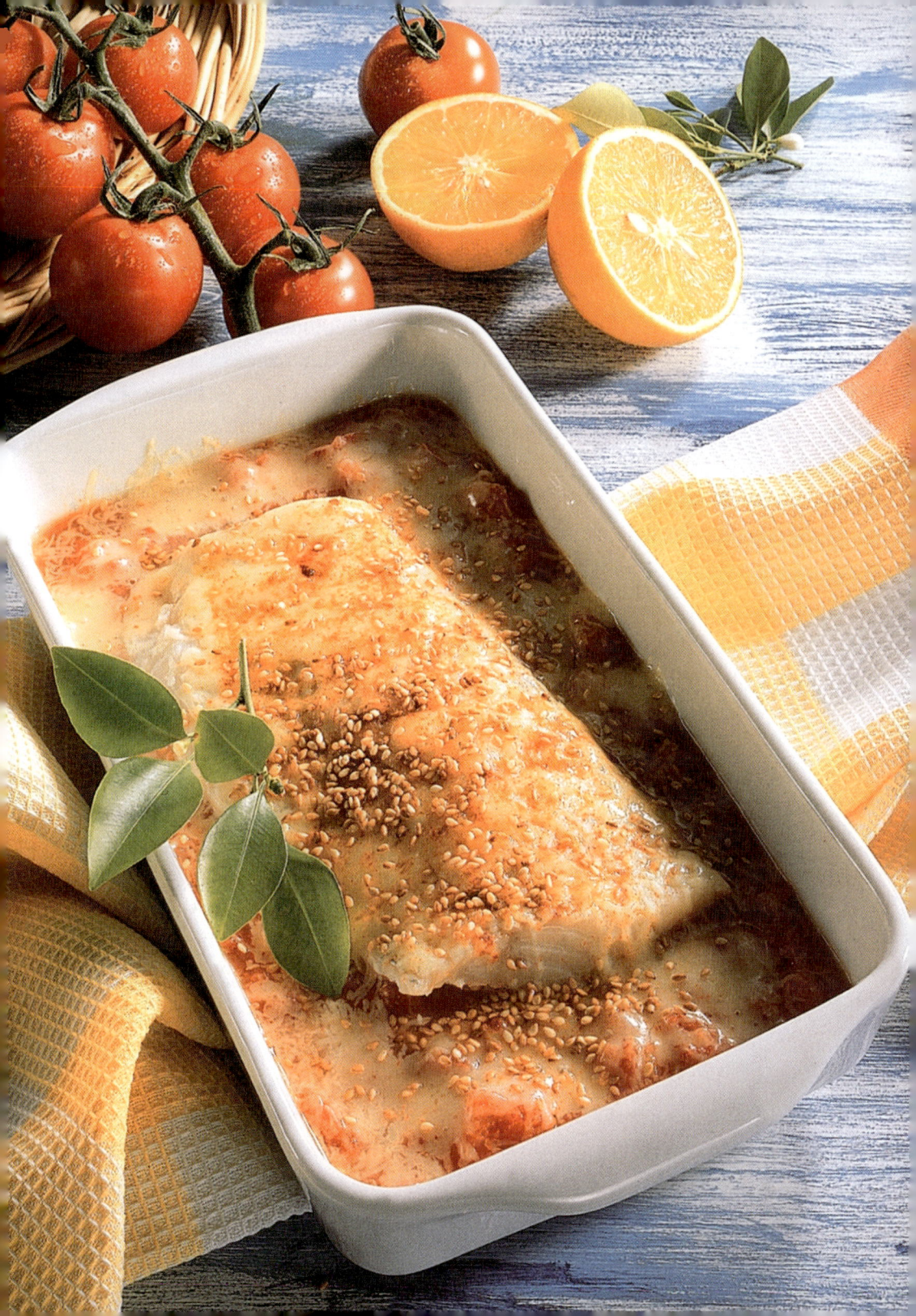

Schollenfilet mit Champignons →

130 g Schollenfilet
Zitronensaft
Fluoridiertes Jodsalz
Pfeffer
2 kleine Möhren (150 g)
100 g Champignons
1 TL Butter (5 g)
1 TL Zucker (5 g)
Gekörnte Gemüsebrühe
Pfeffer aus der Mühle
1 EL saure Sahne (15 g)
1/2 Bund Schnittlauch
1/2 Bund glatte Petersilie

1 Das Fischfilet mit Zitronensaft, Salz und Pfeffer einreiben und ziehen lassen. Die Möhren waschen und putzen. Die Möhren sowie die Champignons klein schneiden.

2 In einer Pfanne die Butter erhitzen, die Möhren und den Zucker dazugeben und unter Rühren andünsten. Mit gekörnter Brühe und grob gemahlenem Pfeffer würzen. Fisch und Champignons auf das Gemüsebett setzen und abgedeckt bei milder Hitze 4 bis 6 Minuten garen.

3 Nach Ende der Garzeit das Fischfilet herausnehmen und kurz warm stellen. Das Gemüse mit saurer Sahne und den fein gehackten frischen Kräutern verfeinern.

Eine Portion enthält:

272 Kilokalorien / 1137 Kilojoule • 32 g Eiweiß • 8 g Fett • 15 g Kohlenhydrate • 343 mg Harnsäure • 8 g Ballaststoffe

Französische Zwiebelsuppe

1 große Zwiebel (150 g)
1/2 Knoblauchzehe
1 TL Sonnenblumenöl
(5 g)
1/2 l Gemüsebrühe
1 Scheibe Vollkorntoast (20 g)
Petersilie
Fluoridiertes Jodsalz
Grob gemahlener Pfeffer
2 EL geriebener Käse,
z. B. Gouda, 45 % Fett
i. Tr. (30 g)

1 Den Backofen auf 220 °C (Gas Stufe 4–5; Umluft 200 °C) vorheizen. Die Zwiebel und die Knoblauchzehe schälen, halbieren und in dünne Streifen schneiden. Das Öl in einer Pfanne erhitzen und die Zwiebel- und Knoblauchstreifen darin glasig dünsten. Die Gemüsebrühe aufgießen und etwa 10 Minuten köcheln lassen.

2 Inzwischen das Brot goldgelb toasten und in Stücke schneiden. Die Petersilie waschen und fein hacken.

3 Die Zwiebelsuppe mit wenig Salz und Pfeffer abschmecken und in eine feuerfeste Suppentasse füllen. Die Toastbrotstücke auf die Zwiebelsuppe legen. Dann den geriebenen Käse daraufstreuen. Im Backofen etwa 10 Minuten überbacken. Mit Petersilie bestreut servieren.

Eine Portion enthält:

254 Kilokalorien / 1062 Kilojoule • 11 g Eiweiß • 14 g Fett • 20 g Kohlenhydrate • 56 mg Harnsäure • 5 g Ballaststoffe

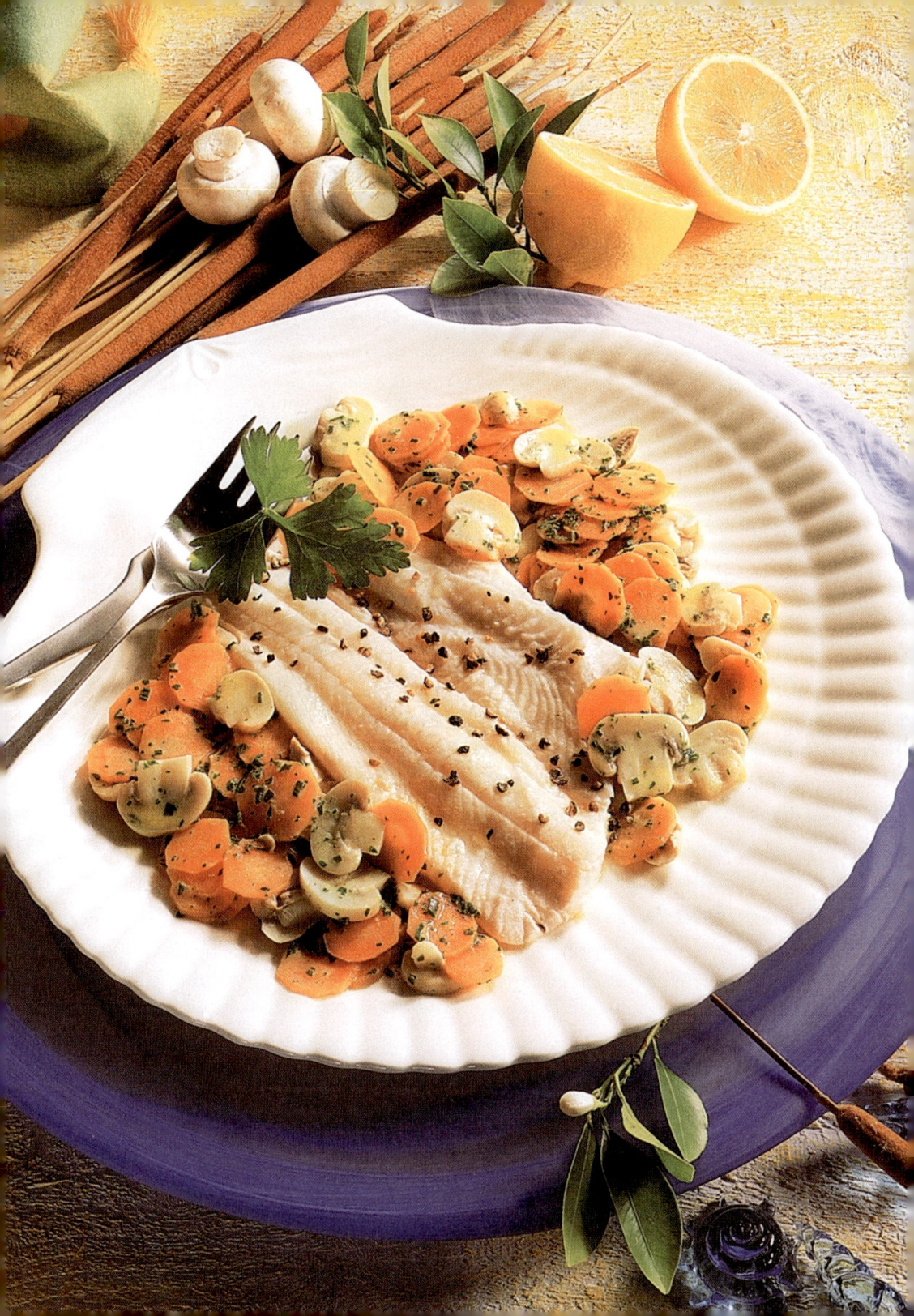

Fischfilet im Gemüsebett →

1 kleine Stange Lauch (100 g)
2 kleine Möhren (150 g)
1/2 kleiner Kohlrabi (50 g)
2 Champignons (20 g)
1 TL Sojaöl (5 g)
1/8 l Gemüsebrühe
Fluoridiertes Jodsalz
Pfeffer
Knoblauch nach Geschmack
120 g Seefisch, z. B. Kabeljau
Etwas Zitronensaft
Frische Rosmarinnadeln
Grob gemahlener roter Pfeffer

1 Das Gemüse sowie die Pilze putzen, waschen und gegebenenfalls schälen. Das Gemüse in feine Stifte, die Pilze in dünne Scheiben schneiden. Das Öl in einem Topf erhitzen und die Gemüsestifte sowie die Pilze darin andünsten. Mit Gemüsebrühe aufgießen und kräftig abschmecken.

2 Den Fisch säubern, salzen und mit etwas Zitronensaft beträufeln. In mundgerechte Stücke teilen und 2 bis 3 Minuten auf dem leicht köchelnden Gemüsebett garen.

3 Den geschnittenen Rosmarin über den Teller streuen, den Fisch im Gemüsebett darauf anrichten und mit dem grob gemahlenen rotem Pfeffer bestreuen.

Info Falls Sie ein wenig Weißwein zufügen möchten, sollten Sie beachten, dass Alkohol die Ausscheidung von Harnsäure hemmt. Alkohol verfliegt jedoch, wenn er in den Speisen einige Minuten mitkocht. Fügen Sie nach Geschmack 1 bis 2 Esslöffel Weißwein der Gemüsebrühe zu.

Eine Portion enthält:

248 Kilokalorien / 1037 Kilojoule • 30 g Eiweiß • 6 g Fett • 14 g Kohlenhydrate • 206 mg Harnsäure • 10 g Ballaststoffe

Eier-Chicorée-Schiffchen

1 hartgekochtes Ei
1 Tomate (60 g)
2 EL Maiskörner, aus der Dose oder tiefgekühlt (25 g)
1 EL Erbsen, aus der Dose oder tiefgekühlt (15 g)
1 TL Sonnenblumenöl (5 g)
1 TL Essig (5 g)
1 Spritzer Tabasco
Fluoridiertes Jodsalz
Paprikapulver
1 TL Kresse
Zucker oder Süßstoff
2 Chicoréeblätter
2 Oliven (6 g)

1 Das Ei würfeln. Die Tomaten würfeln. Ei, Tomatenwürfel, Mais und Erbsen miteinander vermengen.

2 Aus Öl, Essig, Tabasco, Salz, Paprikapulver und Kresse eine Salatsauce herstellen, etwas süßen.

3 Die Salatsauce zu der Eier-Gemüsemasse geben und alles gut vermischen. Die gewaschenen Chicoréeblätter mit der Masse füllen. Mit fein gehackten Oliven bestreut servieren.

Eine Portion enthält:

174 Kilokalorien / 727 Kilojoule • 9 g Eiweiß • 12 g Fett • 8 g Kohlenhydrate • 62 mg Harnsäure • 3 g Ballaststoffe

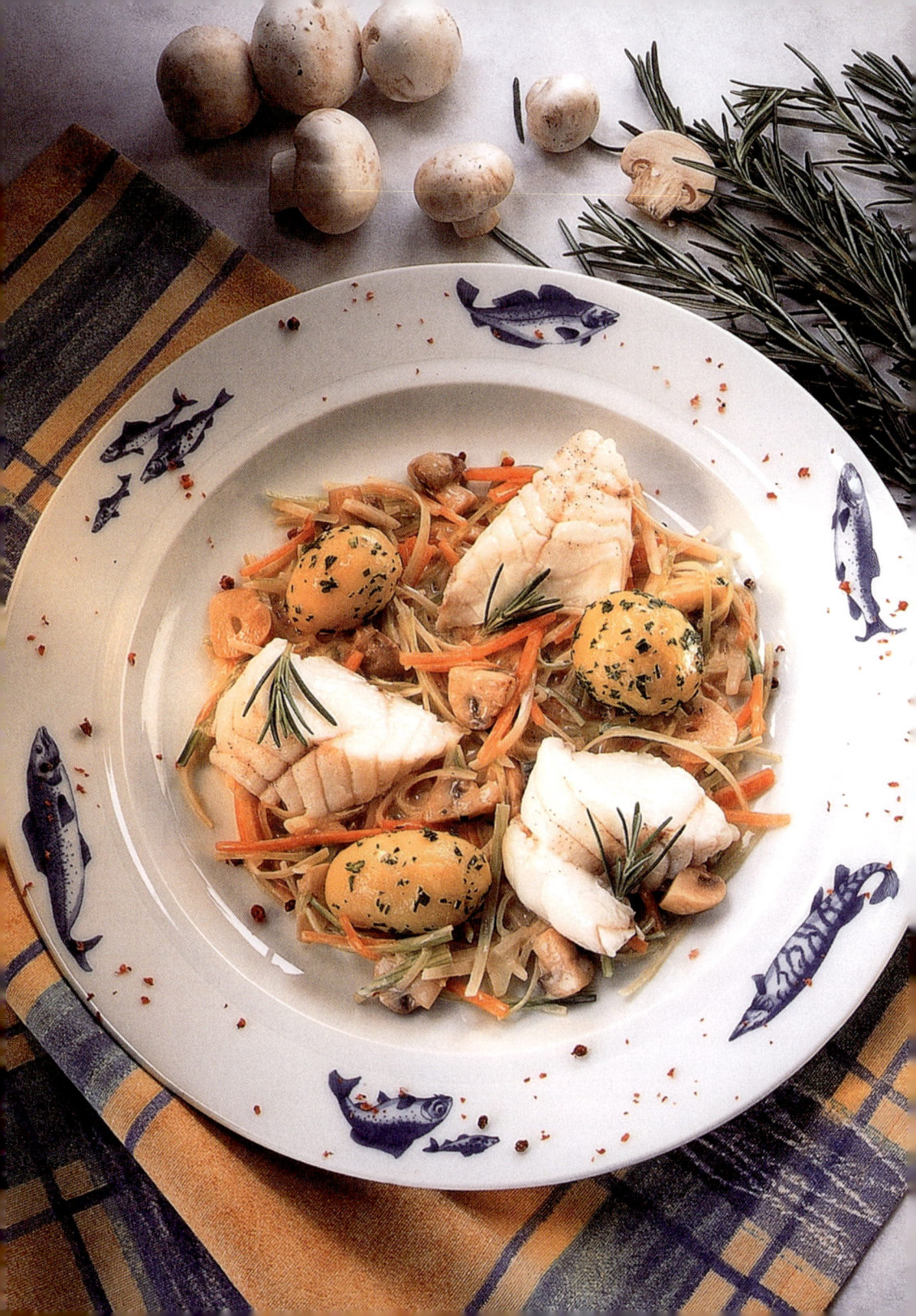

Lachs in Spinat →

1 kleines Lachsfilet (100 g)
Zitronensaft
Fluoridiertes Jodsalz
200 g Blattspinat, frisch oder tiefgekühlt
1 Zwiebel (60 g)
1 Knoblauchzehe
1 kleine Tomate (60 g)
1 mittelgroße Kartoffel (80 g)
1 TL Walnussöl (5 g)
Pfeffer
Geriebene Muskatnuss

1 Den Lachs säubern, mit etwas Zitronensaft beträufeln und salzen, etwas ziehen lassen. Den Spinat waschen, gut abtropfen lassen und in grobe Stücke zerpflücken. Die Zwiebel sowie die Knoblauchzehe schälen und fein würfeln. Die Tomate waschen und würfeln, dabei den Stielansatz entfernen. Die Kartoffel in Salzwasser garen und in kleine Stücke schneiden.

2 Das Öl in einer Pfanne erhitzen, den Lachs in Stücke zerteilt kurz beidseitig andünsten.

3 Die Zwiebel- und Knoblauchwürfel in der Pfanne leicht andünsten. Zuerst die Tomatenwürfel, dann die Kartoffelwürfel und den Spinat dazugeben. Unter ständigem vorsichtigen Wenden einige Minuten dünsten.

4 Die Spinatpfanne würzen und mit den Lachswürfeln in einem tiefen Teller anrichten.

Eine Portion enthält:

401 Kilokalorien / 1676 Kilojoule • 29 g Eiweiß • 20 g Fett • 20 g Kohlenhydrate • 293 mg Harnsäure • 9 g Ballaststoffe

Schnelles Zigeunergulasch

80 g Rinderfilet
1 TL Sonnenblumenöl (5 g)
1 Zwiebel (60 g)
1 Knoblauchzehe
1 rote Paprikaschote (160 g)
1 Fleischtomate (150 g)
1 EL Tomatenmark (20 g)
1/2 Tasse Tomatensaft (65 g)
1 kleine eingelegte Peperoni
Fluoridiertes Jodsalz
Pfeffer
Cayennepfeffer
Paprikapulver

1 Das Rinderfilet in feine Streifen schneiden. Das Öl in einer Pfanne erhitzen und die Fleischstreifen darin kurz scharf anbraten.

2 Die Zwiebel und die Knoblauchzehe schälen und würfeln. Das Gemüse putzen, waschen und in Stücke schneiden.

3 Die Zwiebel- und Knoblauchwürfel sowie das Tomatenmark zum Fleisch geben und nochmals kräftig anbraten. Mit dem Tomatensaft ablöschen und das Gemüse sowie die kleingeschnittene Peperoni hinzugeben. Mit den Gewürzen kräftig abschmecken und abgedeckt auf kleiner Flamme kurz köcheln lassen.

Eine Portion enthält:

338 Kilokalorien / 1413 Kilojoule • 25 g Eiweiß • 11 g Fett • 29 g Kohlenhydrate • 218 mg Harnsäure • 14 g Ballaststoffe

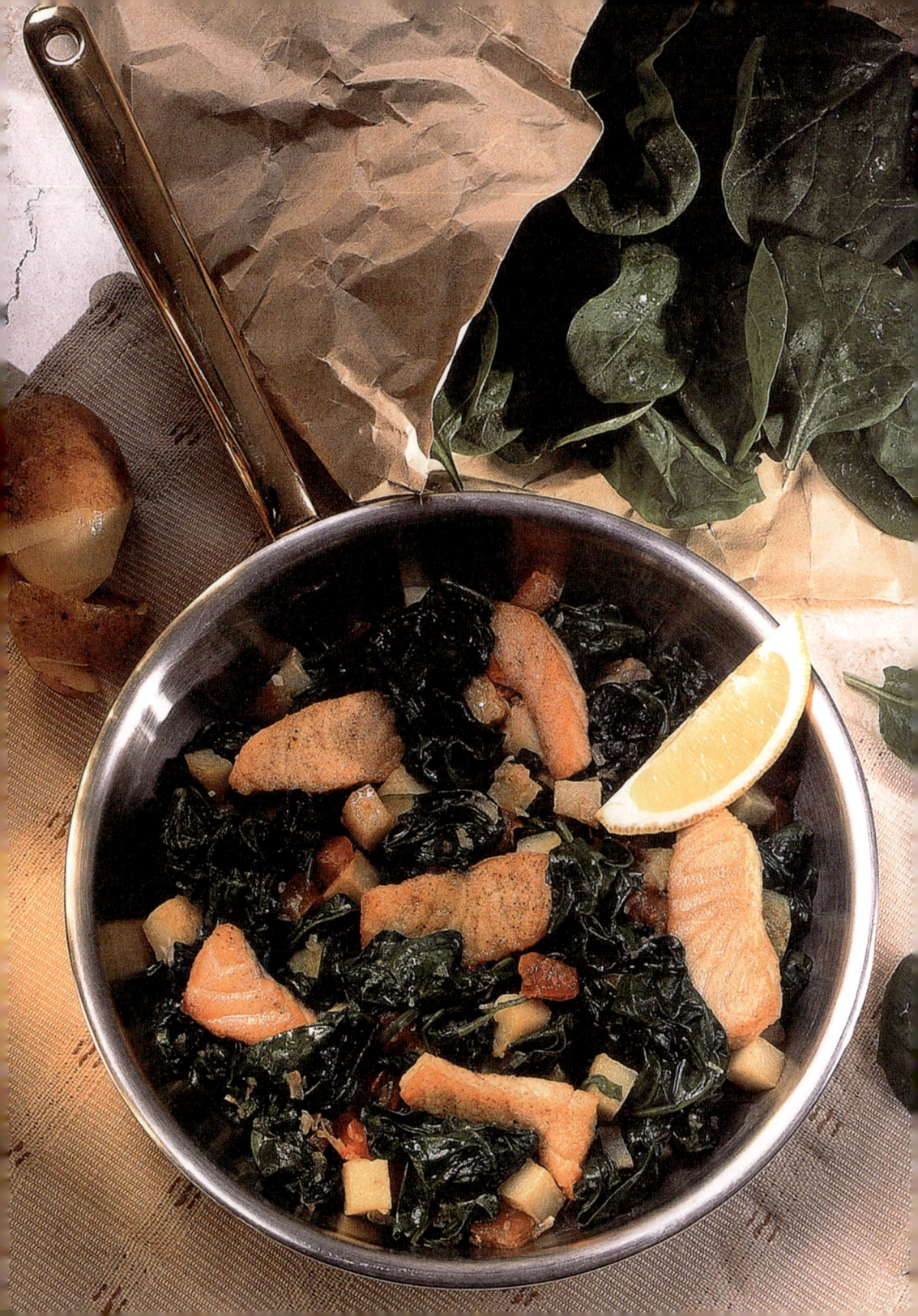

Hackbraten (4 Portionen) →

2 Zwiebeln (120 g)
1 Knoblauchzehe
400 g gemischtes Hackfleisch
250 g Speisequark, 20% Fett
1/2 Bund Schnittlauch
1/2 Bund Petersilie
Frischer Majoran
Frischer Liebstöckel
Fluoridiertes Jodsalz
Grob gemahlener bunter Pfeffer
2 Möhren (150 g)
1/2 Kohlrabi (100 g)
1 große Lauchstange (150 g)
4 EL Haferflocken

1 Die Zwiebeln und die Knoblauchzehe schälen und fein würfeln. Das Hackfleisch mit dem Quark sowie den Zwiebeln, dem Knoblauch, den Kräutern und den Gewürzen gut vermischen. Das Gemüse putzen, waschen, gegebenenfalls schälen und außer der Lauchstange sehr fein hobeln. Zusammen mit den Haferflocken zum Hackfleischteig geben. Gut durchkneten.
2 Eine Kastenform mit Backpapier auslegen. Den Backofen auf 200 °C (Gas Stufe 3–4, Umluft 180 °C) vorheizen. Die Form mit einer dünnen Lage Hackfleischteig auslegen. Die Lauchstange daraufgeben und den restlichen Hackfleischteig darübergeben. Im Backofen in etwa 40 bis 45 Minuten backen.

Eine Portion enthält:

467 Kilokalorien / 1952 Kilojoule • 30 g Eiweiß • 28 g Fett • 16 g Kohlenhydrate • 175 mg Harnsäure • 5 g Ballaststoffe

Putenpfanne »Shanghai«

1 kleines Putenschnitzel (100 g)
1/2 kleine Knoblauchzehe
1 EL Sojasauce
3 EL Naturreis (45 g)
150 ml Gemüsebrühe
1 kleine Frühlingszwiebel (40 g)
1 kleine Möhre (75 g)
1 kleine Stange Lauch (100 g)
1/2 rote Paprikaschote (80 g)
1/2 grüne Paprikaschote (80 g)
1/2 gelbe Paprikaschote (80 g)
1 Zweig Petersilie
1 TL Sojaöl (5 g)
Paprikapulver
Ingwer · Curry · Kurkuma
Cayennepfeffer

1 Das Putenschnitzel in dünne Streifen schneiden. Den Knoblauch schälen und durch die Presse drücken. Die Putenstreifen, den Knoblauch und die Sojasauce vermischen und 30 Minuten ziehen lassen.
2 Den Reis in der Gemüsebrühe garen. Inzwischen das Gemüse waschen, putzen und in dünne Streifen schneiden. Die Petersilie waschen und fein hacken.
3 Das Öl in einer Pfanne erhitzen und die Putenstreifen darin anbraten. In dem Bratfett die Gemüsestreifen andünsten, mit der restlichen Sojasauce aufgießen und mit den Gewürzen abschmecken.
4 Den Reis nach Ende der Garzeit zusammen mit den Putenstreifen unter das Gemüse mischen und mit der Petersilie bestreut servieren.

Eine Portion enthält:

478 Kilokalorien / 1998 Kilojoule • 36 g Eiweiß • 9 g Fett • 56 g Kohlenhydrate • 304 mg Harnsäure • 14 g Ballaststoffe

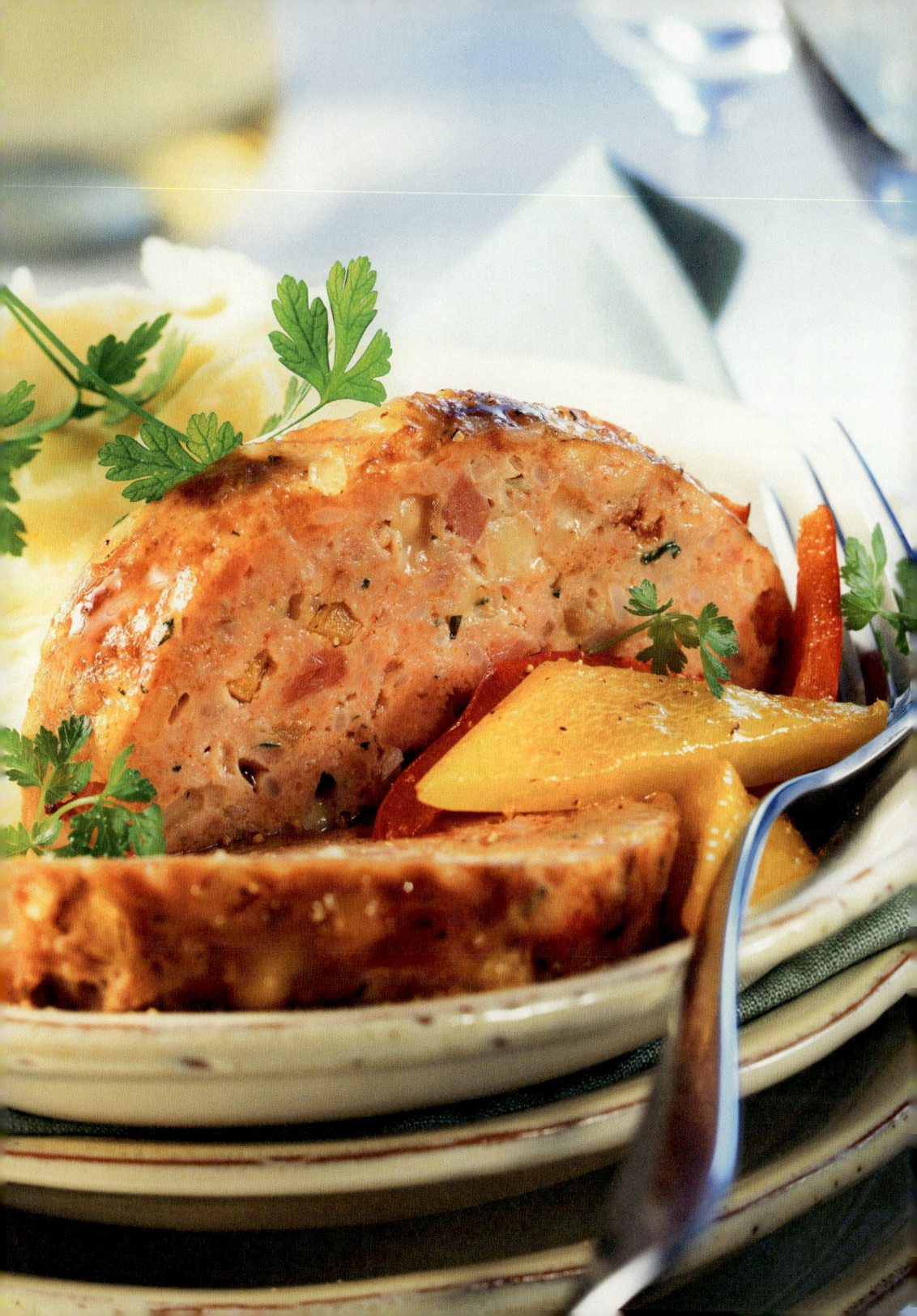

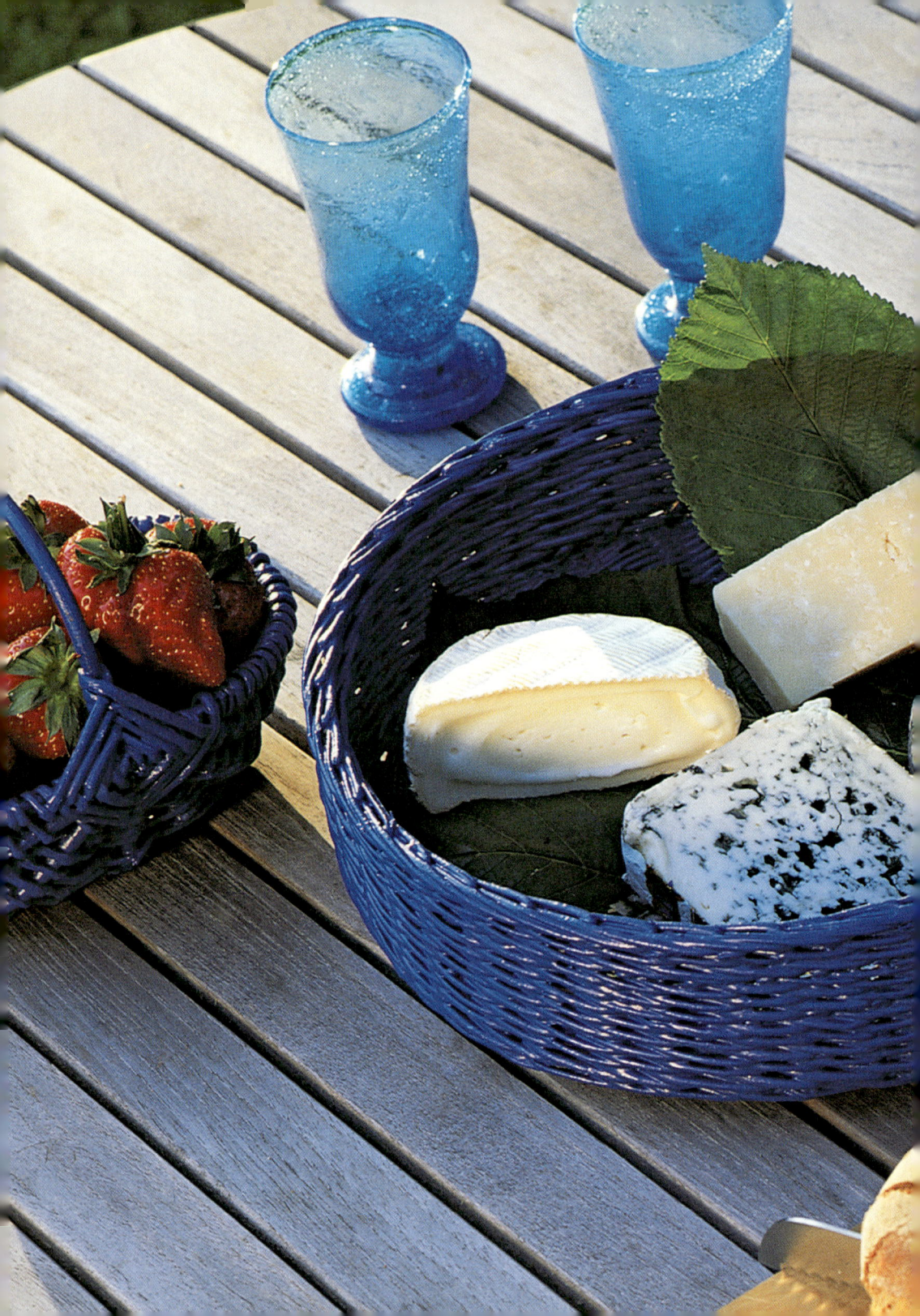

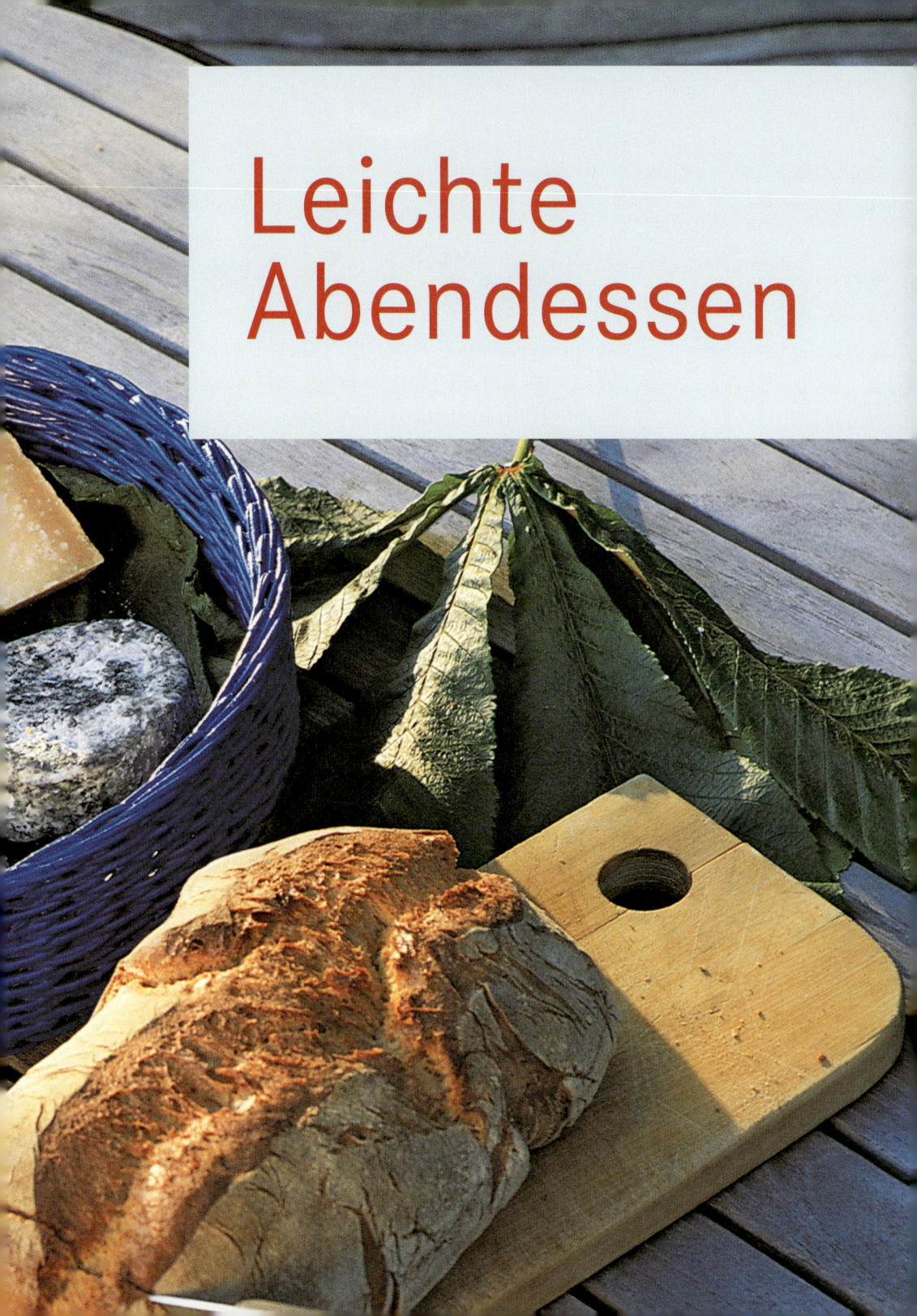

Leichte Abendessen

Wenn Sie mittags fleischlos gegessen haben, dürfen Sie abends durchaus ein bis zwei Scheiben Wurst essen. Besser aber ist die kreative Küche mit selbst zubereiteten Aufstrichen und Pasten, die auch als Dip für Gemüse und Pellkartoffeln Geschmack und Abwechslung bringen. Zum getoasteten Vollkornbrot oder -brötchen passt bestens ein knackiger frischer Salat, ein Rohkostteller oder ein Gazpacho. Die enthaltenen Ballaststoffe sorgen für eine angenehme und lang anhaltende Sättigung.

100 g Chicorée
1 Orange (150 g)
$1/2$ Zwiebel (30 g)
30 g Schafskäse
2 schwarze Oliven ohne Kern (6 g)

Für das Dressing
1 TL kalt gepresstes Olivenöl (5 g)
1 TL Zitronensaft (5 g)
Fluoridiertes Jodsalz
Pfeffer
$1/2$ Bund Schnittlauch
Süßstoff

Chicoréesalat Malteser Art

1 Den Chicorée putzen, waschen und in schmale Streifen schneiden. Die Orange schälen und in mundgerechte Stücke schneiden. Die Zwiebel schälen und fein würfeln. Den Schafskäse und die Oliven klein würfeln. Alles miteinander vermengen. **2** Aus den restlichen Zutaten ein Dressing herstellen. Nach Belieben mit Süßstoff süßen. Das Dressing über die Salatzutaten geben, alles gut mischen und servieren.

Eine Portion enthält:
233 Kilokalorien / 974 Kilojoule • 8 g Eiweiß • 13 g Fett • 18 g Kohlenhydrate • 60 mg Harnsäure • 5 g Ballaststoffe

TIPP

Chicorée sind heute nicht mehr so bitter wie in früheren Zeiten, aber immer noch ein herber Genuss, der nach kräftigen Zutaten und einem gut gewürzten, gern auch gesüßten Salatdressing verlangt. Nach wie vor werden die Blätter im Dunkeln gereift, damit sie hell bleiben. Sie schmecken besonders gut in der Mischung mit Orangenstückchen, Oliven und allerlei klein geschnittenen Gemüsen.

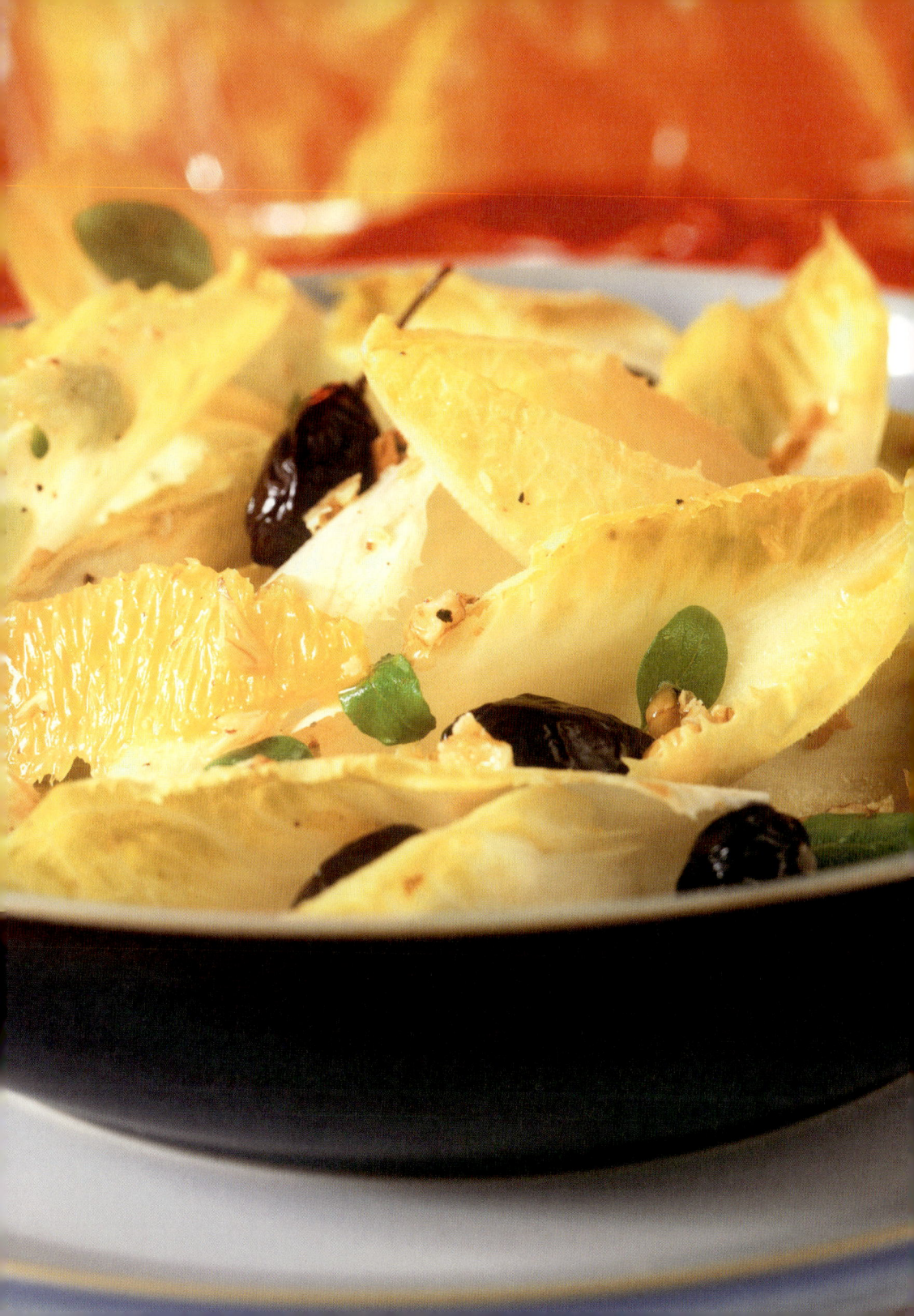

Gazpacho →

3 Tomaten (180 g)
$1/2$ Salatgurke (100 g)
$1/2$ rote Paprika (40 g)
$1/2$ gelbe Paprika (40 g)
$1/2$ Zwiebel (30 g)
1 Knoblauchzehe
$1/2$ Bund Schnittlauch
4 Sträußchen Petersilie
Eiswasser
1 TL Balsamicoessig (5 g)
1 TL kalt gepresstes Olivenöl (5 g)
Tabasco
Fluoridiertes Jodsalz

1 Das Gemüse und die Kräuter waschen, trockentupfen, putzen oder schälen und klein schneiden.

2 Zwei Drittel der Zutaten in einen Mixbecher geben und gründlich zerkleinern. Mit Eiswasser nach Belieben zur Suppe aufgießen und diese kräftig würzen. Sie braucht einen kräftigen Geschmack, weil die Kälte viel Salz »schluckt«.

3 Die Suppe 1 bis 2 Stunden im Kühlschrank kalt stellen. Vor dem Servieren in Suppenteller füllen und mit dem übrigen Gemüse garnieren.

Eine Portion enthält:

113 Kilokalorien / 442 Kilojoule • 3 g Eiweiß • 6 g Fett • 10 g Kohlenhydrate • 40 mg Harnsäure • 6 g Ballaststoffe

Variante

Haben Sie Lust auf eine andere feine sommerliche Suppe? Dann verwenden Sie doch einmal anstelle der Salatgurke eine halbe kleine Aubergine und würfeln Sie 30 Gramm Schafskäse über die Suppe.

Zu beiden Suppen passen Knoblauchcroutons oder getoastetes und gewürfeltes Vollkornbrot.

Herbstsalat

1 TL Walnussöl (5 g)
1 TL Essig (5 g)
Pfeffer
Fluoridiertes Jodsalz
$1/2$ Schalotte (30 g)
$1/2$ kleine Knoblauchzehe
50 g Feldsalat
1 kleine Tomate (60 g)
1 EL Schnittlauchröllchen (5 g)

1 Mit dem Schneebesen aus Öl, Essig, Pfeffer und wenig Salz ein Dressing herstellen. Die Schalotte und die Knoblauchzehe schälen, fein hacken und unter das Dressing mischen.

2 Den Feldsalat putzen, waschen und trockenschleudern. Die Tomate waschen, halbieren, vom Stielansatz befreien und würfeln.

3 Den Feldsalat mit den Tomatenwürfeln unter das Dressing mischen, auf einem Teller anrichten und mit den Schnittlauchröllchen bestreuen.

Eine Portion enthält:

71 Kilokalorien / 297 Kilojoule • 2 g Eiweiß • 5 g Fett • 4 g Kohlenhydrate • 24 mg Harnsäure • 2 g Ballaststoffe

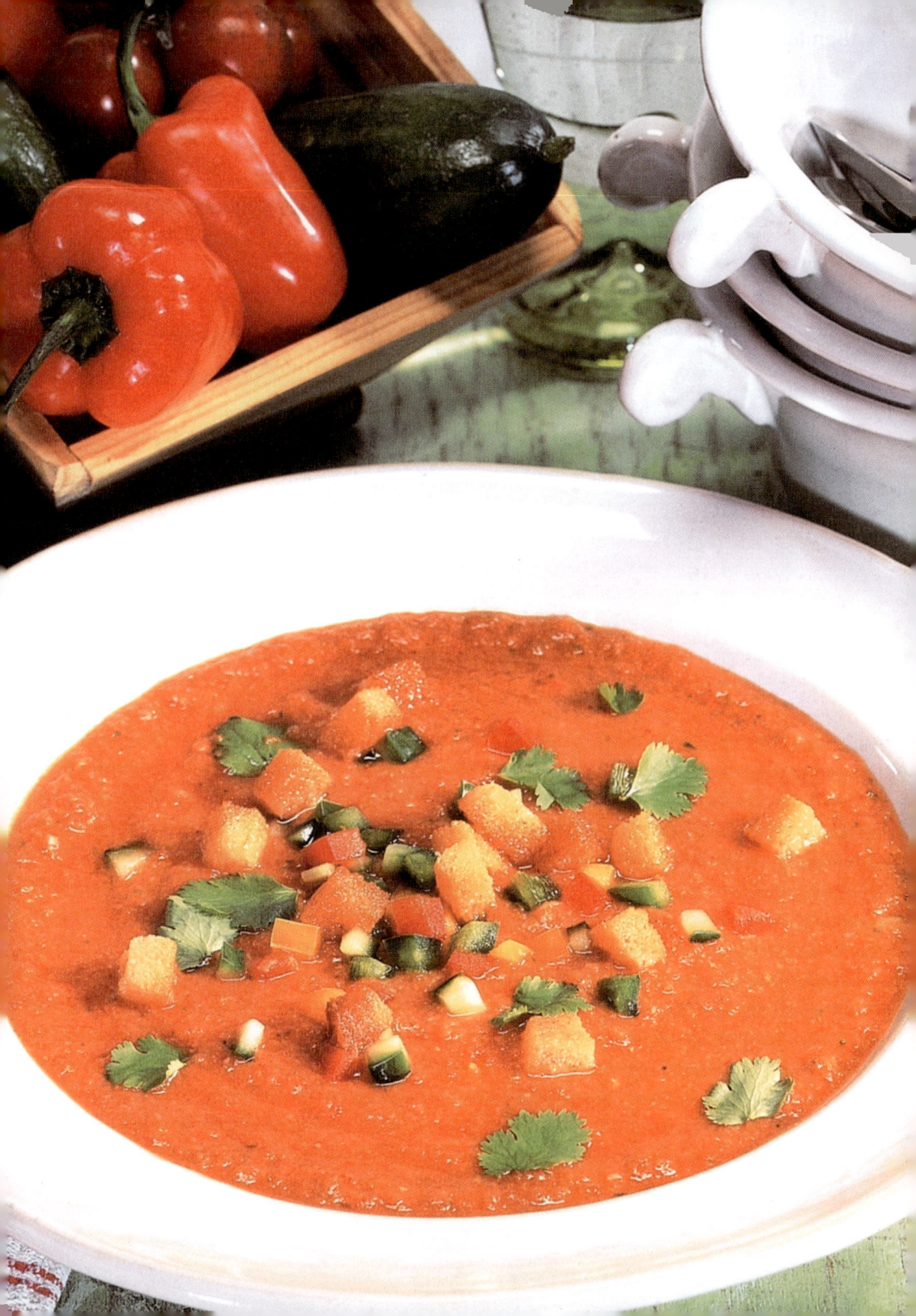

Großer Rohkostteller →

75 g Blattsalate, z. B.
Lollo Rosso, Radicchio,
Feldsalat
4 Blätter Chicoree (50 g)
1 Tomate (60 g)
½ Salatgurke (100 g)
1 Frühlingszwiebel (40 g)
5 Radieschen (40 g)
1 Zwiebel (60 g)

Für das Dressing
1 EL kalt gepresstes
Olivenöl
1 EL Himbeeressig (15 g)
1 TL Senf (5 g)
Fluoridiertes Jodsalz
Pfeffer
½ TL Zucker oder etwas
Süßstoff

Außerdem
Kerbelblättchen oder
Petersilie

1 Alle Salatzutaten putzen, waschen und gegebenenfalls schälen. Alles in mundgerechte Stücke teilen, nur die Zwiebel fein würfeln.

2 Für das Dressing die übrigen Zutaten verrühren und kräftig abschmecken. Nach Belieben etwas Wasser zufügen.

3 Das Dressing in einer großen Schüssel gut mit den Salatzutaten mischen.

4 Auf einem großen Teller anrichten und mit Kerbel- oder Petersilienblättchen bestreut servieren.

Eine Portion enthält:

232 Kilokalorien / 970 Kilojoule • 5 g Eiweiß • 16 g Fett • 15 g Kohlenhydrate • 62 mg Harnsäure • 7 g Ballaststoffe

Variante

Anstelle des Lollo-Rosso-Salats können Sie auch frische Rucolablätter verwenden. Die Radieschen lassen sich durch Maiskörner (tiefgekühlt oder aus der Dose) ersetzen.
Eine zusätzliche Vitaminquelle stellen frisch gekeimte Weizenkeime dar.

Griechischer Salat

2 kleine Tomaten (120 g)
½ kleine Salatgurke
(150 g)
½ rote Paprikaschote
(80 g)
¼ Bund Petersilie
50 g Schafskäse
45 % Fett i. Tr.

Für das Dressing:
Balsamicoessig
1 TL kaltgepresstes
Olivenöl (5 g)
Fluoridiertes Jodsalz
Grob gemahlener Pfeffer
Frische Oregano-
blättchen
Frische Thymian-
blättchen

1 Die Tomaten waschen und vierteln oder achteln, dabei die Stielansätze entfernen. Die Salatgurke waschen, eventuell schälen und klein schneiden.

2 Die Paprikaschote waschen, putzen und in Streifen schneiden. Die Petersilie waschen, trockenschwenken und grob hacken. Den Schafskäse in kleine Stücke schneiden.

3 Aus den Dressing-Zutaten eine Salatsauce herstellen.

4 In einer großen Schüssel alle Zutaten vermengen.

Eine Portion enthält:

228 Kilokalorien / 953 Kilojoule • 12 g Eiweiß • 15 g Fett • 10 g Kohlenhydrate • 55 mg Harnsäure • 6 g Ballaststoffe

Variante

Wenn Sie Schafskäse nicht mögen, verwenden Sie Kuhmilch-Feta oder Mozzarella.

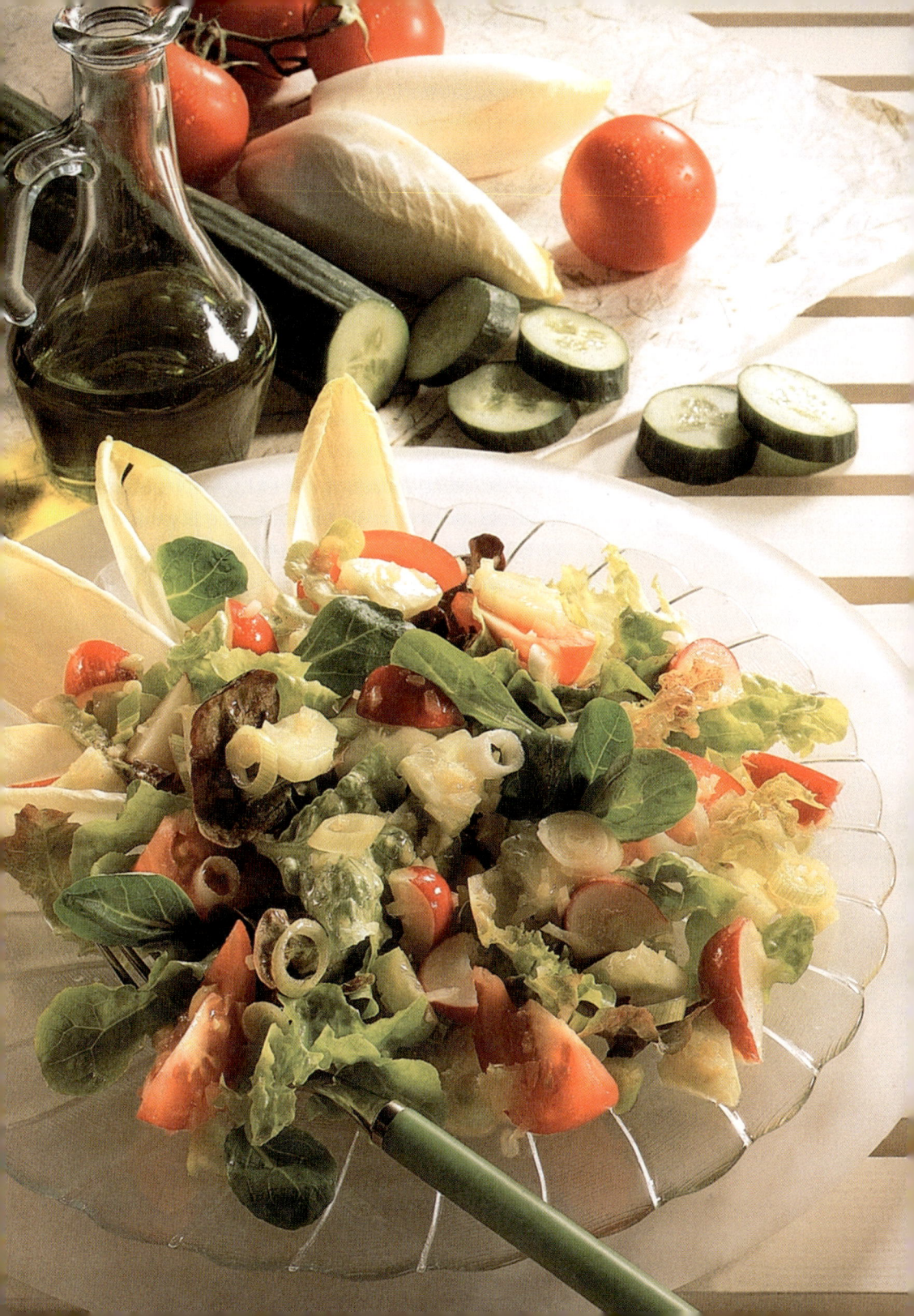

Lauch-Apfel-Salat

½ Stange Lauch
1 kleiner Apfel (100 g)
1 EL Zitronensaft (10 ml)

Für das Dressing
75 g Naturjoghurt, 1,5 %
Fett
Fluoridiertes Jodsalz
Süßstoff

Außerdem
1 Zweig frischer Dill

1 Den Lauch putzen, waschen und in Ringe schneiden.
2 Den Apfel waschen, halbieren, das Kerngehäuse entfernen und die Apfelhälften in kleine Würfel schneiden. Sofort mit dem Zitronensaft beträufeln.
3 Aus den restlichen Zutaten ein Dressing zubereiten. Mit den Lauch- und Apfelstücken vermischen. Dill waschen, hacken und den Salat bestreuen.

Eine Portion enthält:

124 Kilokalorien / 518 Kilojoule • 6 g Eiweiß • 2 g Fett • 19 g Kohlenhydrate • 84 mg Harnsäure • 5 g Ballaststoffe

Karotten-Weißkohl-Frischkost →

½ Becher Naturjoghurt,
1,5 % Fett (75 g)
Essig
Pfeffer
Fluoridiertes Jodsalz
½ kleiner Weißkohl
(70 g)
1 kleine Karotte (80 g)
Etwas Kerbel oder
Petersilie
1 EL Sesam

1 Den Joghurt mit etwas Essig, Pfeffer und wenig Salz verrühren. Den Weißkohl waschen, fein hobeln und mit wenig Salz verkneten und etwa 15 Minuten ziehen lassen. Die Karotte waschen, schälen und raspeln.
2 Karottenraspel und Weißkohl unters Dressing mischen. Mit Kräutern und Sesam garnieren.

Eine Portion enthält:

73 Kilokalorien / 305 Kilojoule • 4 g Eiweiß • 1 g Fett • 10 g Kohlenhydrate • 26 mg Harnsäure • 5 g Ballaststoffe

Apfel-Sellerie-Aufstrich

¼ Knolle Sellerie (50 g)
½ Apfel (65 g)
1 TL Zitronensaft (5 ml)
2 EL Vollkornhaferflocken (20 g)
1 TL Sesam (5 g)
1 TL Walnussöl (5 g)
1 TL Balsamessig (5 g)
Fluoridiertes Jodsalz
Pfeffer
3 gehäutete Walnusskerne

1 Sellerie und Apfel waschen, putzen und fein reiben. Mit Zitronensaft beträufeln.
2 Haferflocken und Sesam in Öl leicht anrösten und mit Balsamessig ablöschen. Die Haferflocken-Sesam-Masse kurz pürieren. Sofort unter die Sellerie-Apfel-Masse rühren. Mit Salz und Pfeffer abschmecken und mit den Walnusskernen bestreut servieren.

Eine Portion enthält:

404 Kilokalorien / 1689 Kilojoule • 9 g Eiweiß • 28 g Fett • 24 g Kohlenhydrate • 83 mg Harnsäure • 7 g Ballaststoffe

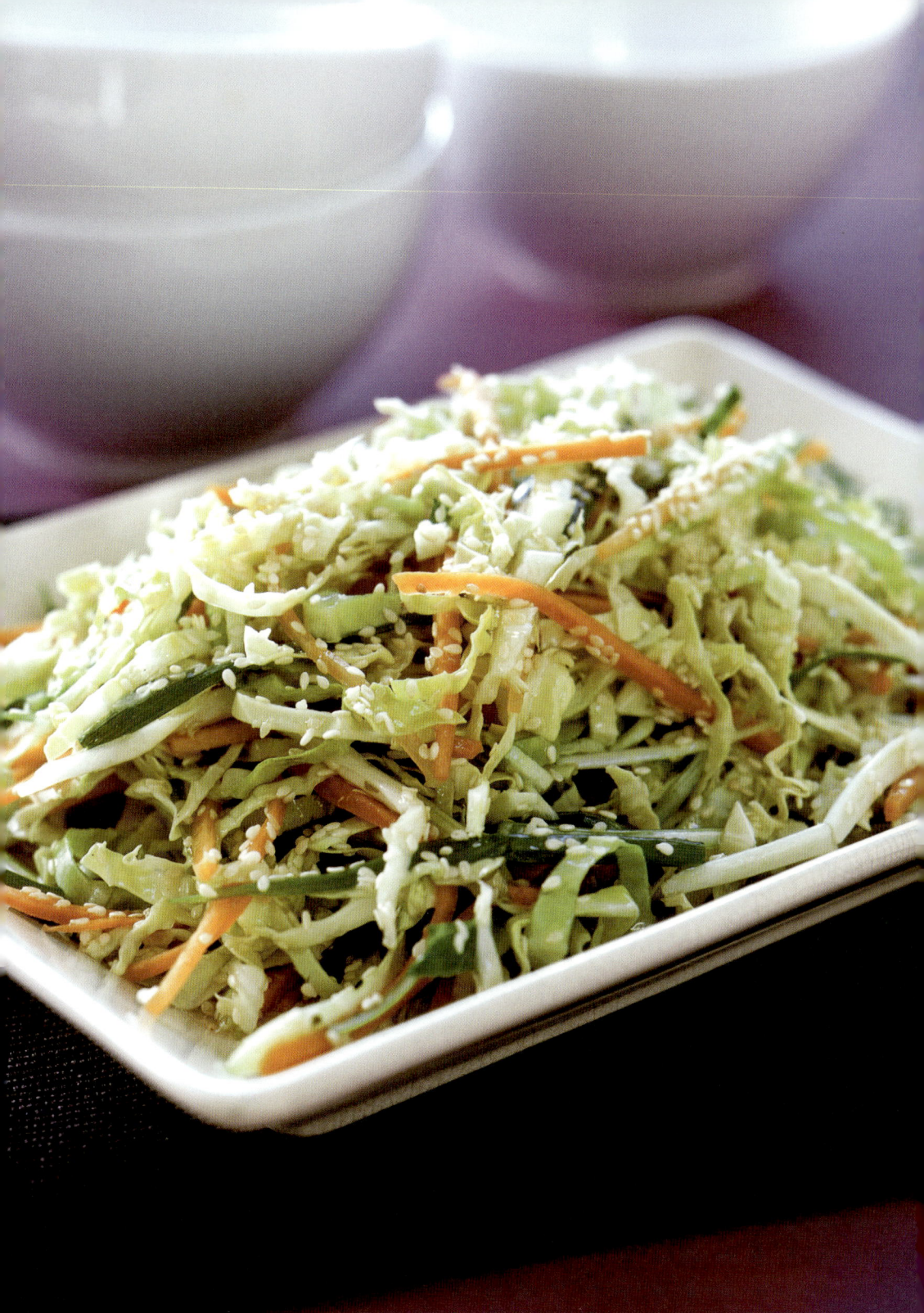

Marinierter Mozzarella mit Tomaten →

½ Kugel Mozzarella (65 g)
½ rote Zwiebel (30 g)
½ weiße Zwiebel (30 g)
1 Knoblauchzehe
Je einige Zweige Basilikum, Oregano, Thymian, Majoran
Etwas Petersilie und Schnittlauch
1 EL kalt gepresstes Olivenöl (15 g)
2 EL Balsamicoessig (30 g)
Etwas Zitronensaft
Fluoridiertes Jodsalz
Pfeffer
1 große Fleischtomate (150 g)

1 Den Mozzarella in dünne Scheiben schneiden. Die Zwiebeln und den Knoblauch schälen und fein hacken. Kräuter waschen und ebenfalls hacken. Einige Basilikumblättchen beiseite legen.

2 Olivenöl, Balsamicoessig, Zitronensaft, Zucker, Salz und Pfeffer sowie Kräuter und Zwiebel- und Knoblauchwürfel vermengen.

3 Die Marinade über die Mozzarellascheiben gießen. Abgedeckt bei Zimmertemperatur vier Stunden ziehen lassen.

4 Vor dem Servieren die Tomate waschen und in Scheiben schneiden.

5 Die Tomatenscheiben zusammen mit dem marinierten Mozzarella fächerartig anrichten und mit einem Teil der Marinade übergießen. Mit einigen Basilikumblättchen garniert servieren.

Eine Portion enthält:

367 Kilokalorien / 1534 Kilojoule • 15 g Eiweiß • 28 g Fett • 9 g Kohlenhydrate • 37 mg Harnsäure • 5 g Ballaststoffe

Fitnessburger

1 kleine Zwiebel (30 g)
1 Knoblauchzehe
3 TL Sonnenblumenöl (15 g)
50 g Grünkernschrot
150 ml Gemüsebrühe
½ Ei (30 g)
2 EL geriebener Parmesankäse (10 g)
½ TL Majoran
Pfeffer
Fluoridiertes Jodsalz
1 TL Mehl, Typ 405 (5 g)
1 Vollkornbrötchen
1 Blatt Eisbergsalat
1 Tomatenscheibe (10 g)
2 Gurkenscheiben (20 g)
1 TL Keime (15 g)
1 TL Tomatenmark (5 g)
1 TL Senf (5 g)

1 Zwiebel und Knoblauch schälen, hacken und in 1 Teelöffel Öl andünsten. Das Grünkernschrot dazugeben und kurz mitbraten, mit der Gemüsebrühe ablöschen. Vom Herd nehmen und 20 Minuten quellen lassen.

2 Ei, Käse und Gewürze untermengen und mit angefeuchteten Händen einen Bratling formen. Das restliche Öl erhitzen und den Bratling ausbacken.

3 Das Brötchen aufschneiden, mit dem Tomatenmark bestreichen, Salatblatt, Tomaten- und Gurkenscheiben und den Bratling darauflegen. Mit Senf bestreichen, die Keimlinge darüberstreuen und die zweite Brötchenhälfte auflegen.

Eine Portion enthält:

556 Kilokalorien / 2324 Kilojoule • 20 g Eiweiß • 26 g Fett • 61 g Kohlenhydrate • 128 mg Harnsäure • 11 g Ballaststoffe

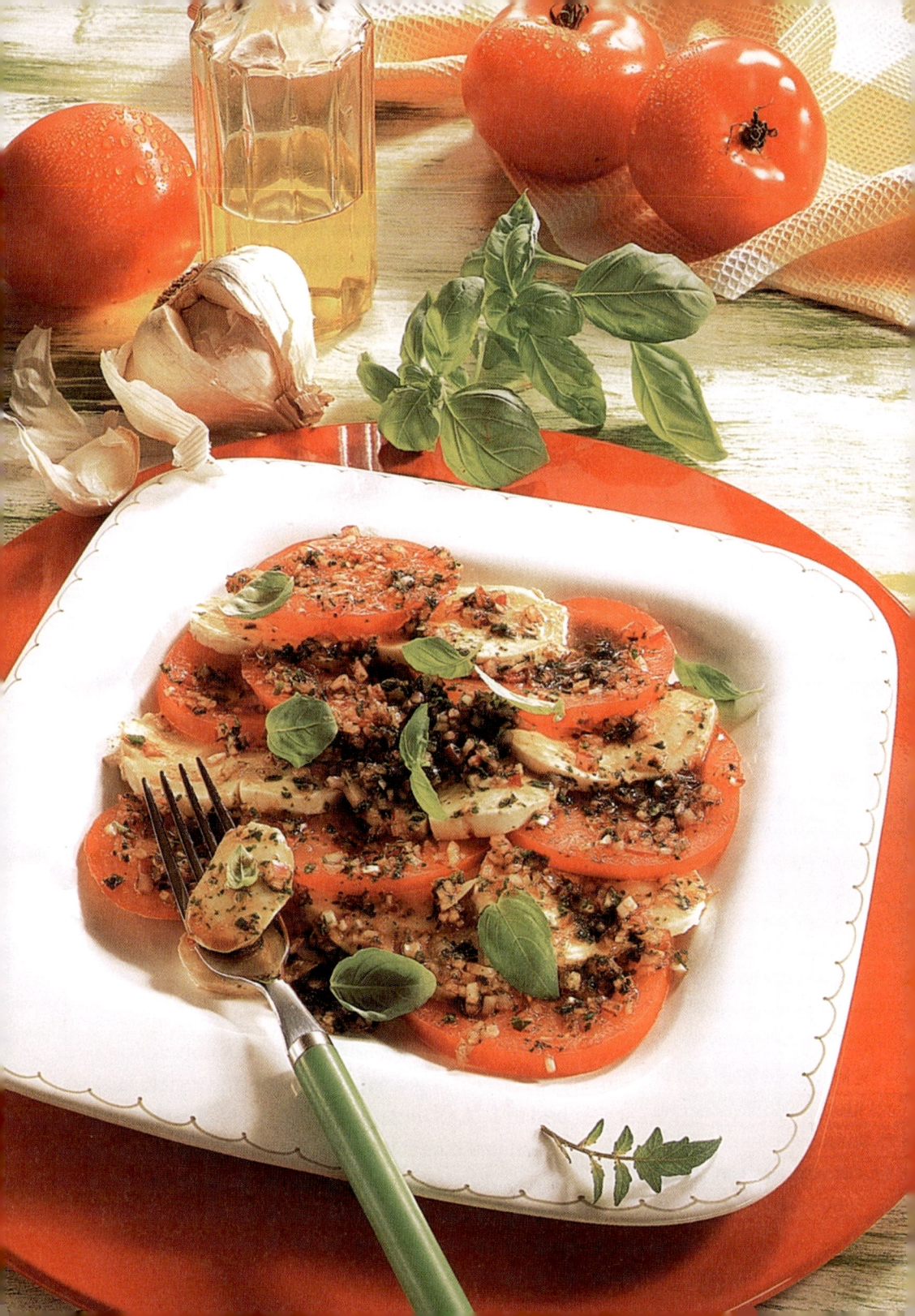

Tomaten-Kresse-Brot →

1 Scheibe Sonnenblu-
menbrot (60 g)
1 TL Butter oder Diät-
margarine (5 g)
1 EL Tomatenmark (15 g)
1 EL Kresse (10 g)
1 Tomate (60 g)
Pfeffer aus der Mühle

1 Die Brotscheibe mit der Butter oder Margarine und dem Tomatenmark bestreichen. Die Kresse waschen, kurz abtrocknen und die Hälfte davon auf das Brot legen. Die Tomate waschen, halbieren, den Stielansatz entfernen und die Tomate in gleichmäßige dünne Scheiben schneiden.

2 Das Kressebrot mit den Tomatenscheiben belegen, mit dem Pfeffer würzen und mit Kresse garnieren.

Eine Portion enthält:

206 Kilokalorien / 861 Kilojoule • 7 g Eiweiß • 6 g Fett • 28 g Kohlenhydrate • 90 mg Harnsäure • 5 g Ballaststoffe

Frühlingsbrot

1 Scheibe Roggen-
vollkornbrot (60 g)
1 EL Frischkäse,
fettreduziert (20 g)
1 Frühlingszwiebel (30 g)
$1/2$ rote Paprikaschote
(80 g)
Pfeffer aus der Mühle

1 Die Brotscheibe mit dem Frischkäse bestreichen. Die Frühlingszwiebel waschen und in schmale Ringe schneiden. Die Paprikaschote waschen, mit dem großen Messer halbieren und das Kerngehäuse komplett entfernen. Das Paprika-Fruchtfleisch in schmale Streifen schneiden.

2 Das Brot mit den Paprikastreifen belegen und die Frühlingszwiebelstücke darüberstreuen. Das belegte Brot mit grob gemahlenem Pfeffer kräftig abschmecken.

Eine Portion enthält:

289 Kilokalorien / 1208 Kilojoule • 12 g Eiweiß • 8 g Fett • 38 g Kohlenhydrate • 96 mg Harnsäure • 12 g Ballaststoffe

TIPP

Die bunt belegten Brote mit Gemüse, Frischkäse und mit ihrem kräftigen Geschmack von allerlei Kräutern und Gewürzen lassen das Fehlen von Fleisch und Wurst beim Abendessen schnell vergessen. Genießen Sie die neuen Geschmacksnoten und lassen Sie sich von unseren Rezepten zu immer neuen Kreationen inspirieren.

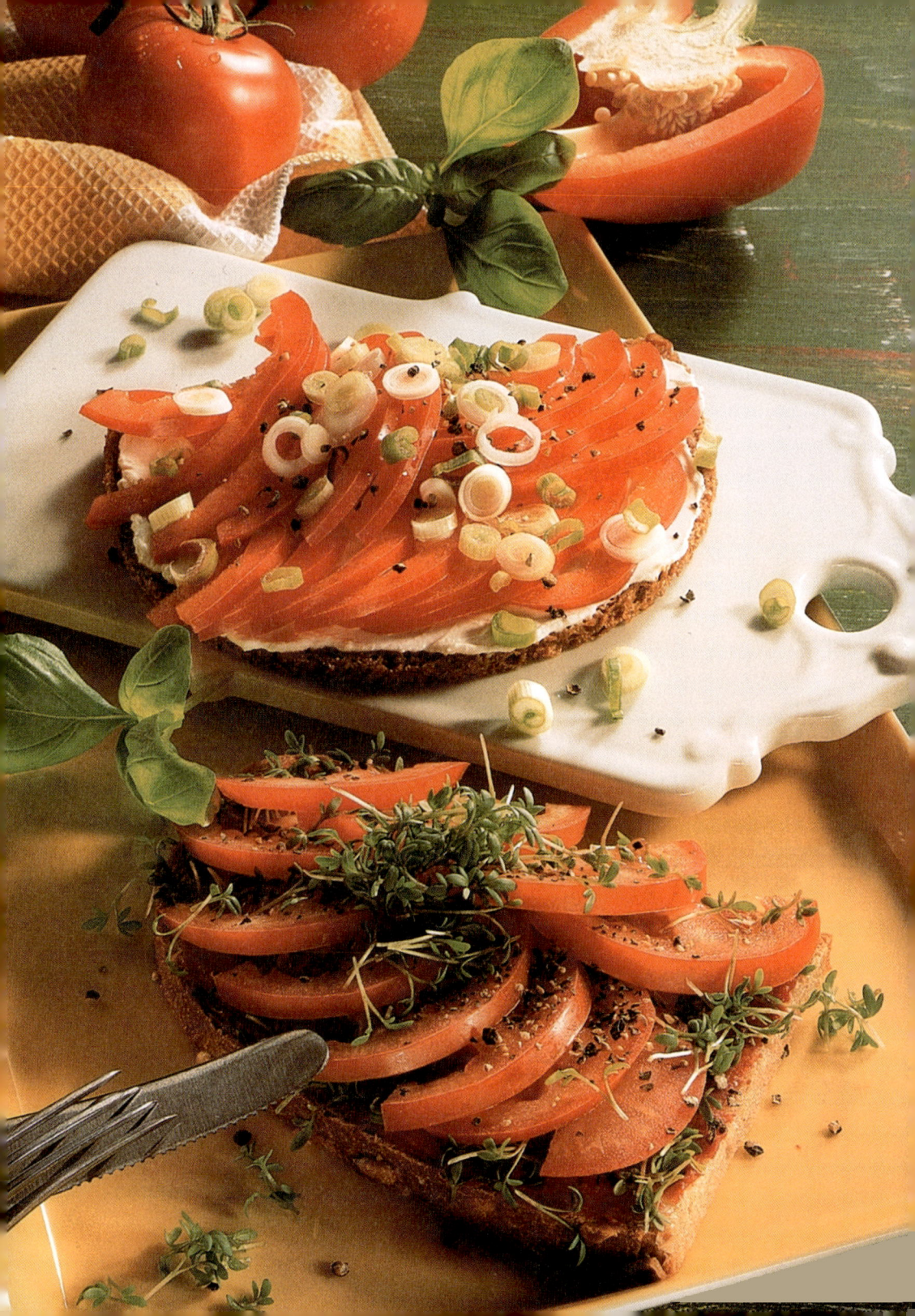

Pikante Apfel-Möhren-Paste (für 6 Scheiben Brot) →

2 gehäufte EL Frischkäse, fettreduziert (60 g)
1/2 Apfel (65 g)
1 kleine Möhre (75 g)
1 TL mittelscharfer Senf (5 g)
Fluoridiertes Jodsalz
Pfeffer, Cayennepfeffer
1 EL Zitronensaft (20 ml)
1 EL Schnittlauchröllchen

1 Den Frischkäse cremig rühren. Den Apfel und die Möhre waschen, beides fein reiben und unter die Masse rühren.
2 Mit Senf, Salz, Pfeffer, Cayennepfeffer und Zitronensaft abschmecken. Mit Schnittlauchröllchen bestreut servieren.

Eine Portion enthält:
172 Kilokalorien / 719 Kilojoule
• 9 g Eiweiß • 8 g Fett • 13 g Kohlenhydrate • 24 mg Harnsäure • 4 g Ballaststoffe

Kresse-Meerrettich-Aufstrich (für 6 Scheiben Brot)

2 gehäufte EL Frischkäse, fettreduziert (60 g)
2 EL fein geschnittene Kresse (30 g)
2 TL frisch geriebener Meerrettich (20 g)
Fluoridiertes Jodsalz
Pfeffer
1/2 kleiner Apfel (30 g)
1 TL Zitronensaft (5 g)
30 g Rettich
2 Kirschtomaten

1 Den Frischkäse mit der Kresse, dem Meerrettich, wenig Salz und Pfeffer verrühren.
2 Den Apfel reiben, mit Zitronensaft beträufeln und unter die Masse rühren. Den Rettich waschen, schälen, fein reiben und daruntermischen. Den Aufstrich mit den Kirschtomaten verziert servieren.

Eine Portion enthält:
149 Kilokalorien / 623 Kilojoule
• 9 g Eiweiß • 8 g Fett • 18 g Kohlenhydrate • 21 mg Harnsäure • 4 g Ballaststoffe

Eingelegte Joghurtkugeln griechische Art

500 g Naturjoghurt, 1,5% Fett
250 ml kaltgepresstes Olivenöl
125 ml Soja- oder Rapsöl
3 Knoblauchzehen
Bunte Pfefferkörner
1 Bund frische Kräuter (Basilikum, Oregano, Salbei, Rosmarin)

1 Ein Küchensieb mit einem Geschirrtuch auslegen und in eine Schüssel hängen. Den Joghurt ins Sieb geben, mit den Tuchenden bedecken und 12 Stunden im Kühlschrank abtropfen lassen. Danach von der Masse kleine Kugeln abstechen. Die Kugeln abwechselnd mit Knoblauchstückchen, Pfefferkörnern und den Kräutern in ein gut schließendes Gefäß schichten. Mit Öl auffüllen, eine Woche ziehen lassen.
2 Nach einer Woche Ziehzeit die Kugeln abgetropft servieren.

Eine Portion enthält:
486 Kilokalorien / 2032 Kilojoule * 17 g Eiweiß * 32 g Fett * 25 g Kohlenhydrate * 0 mg Harnsäure * 0 g Ballaststoffe

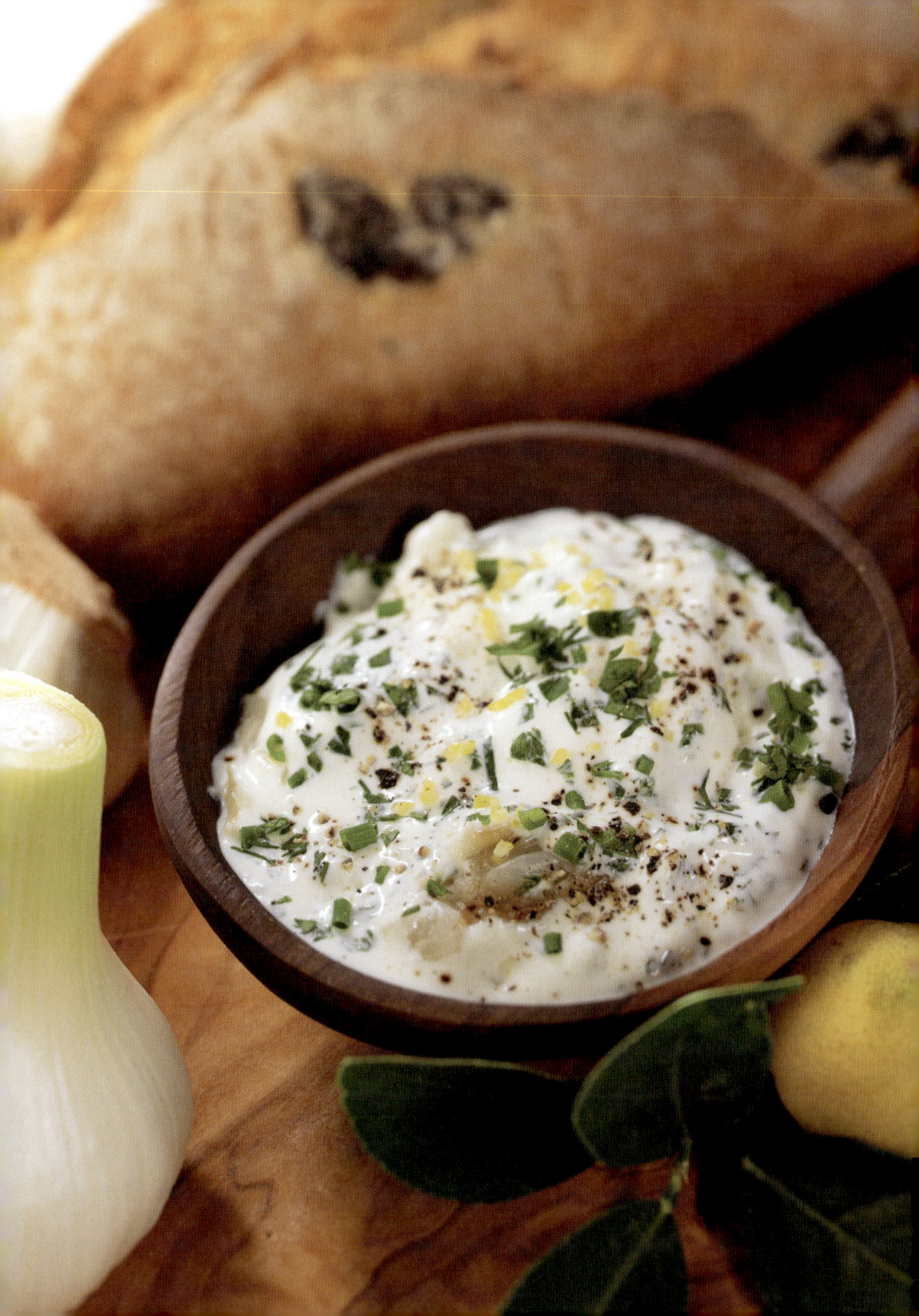

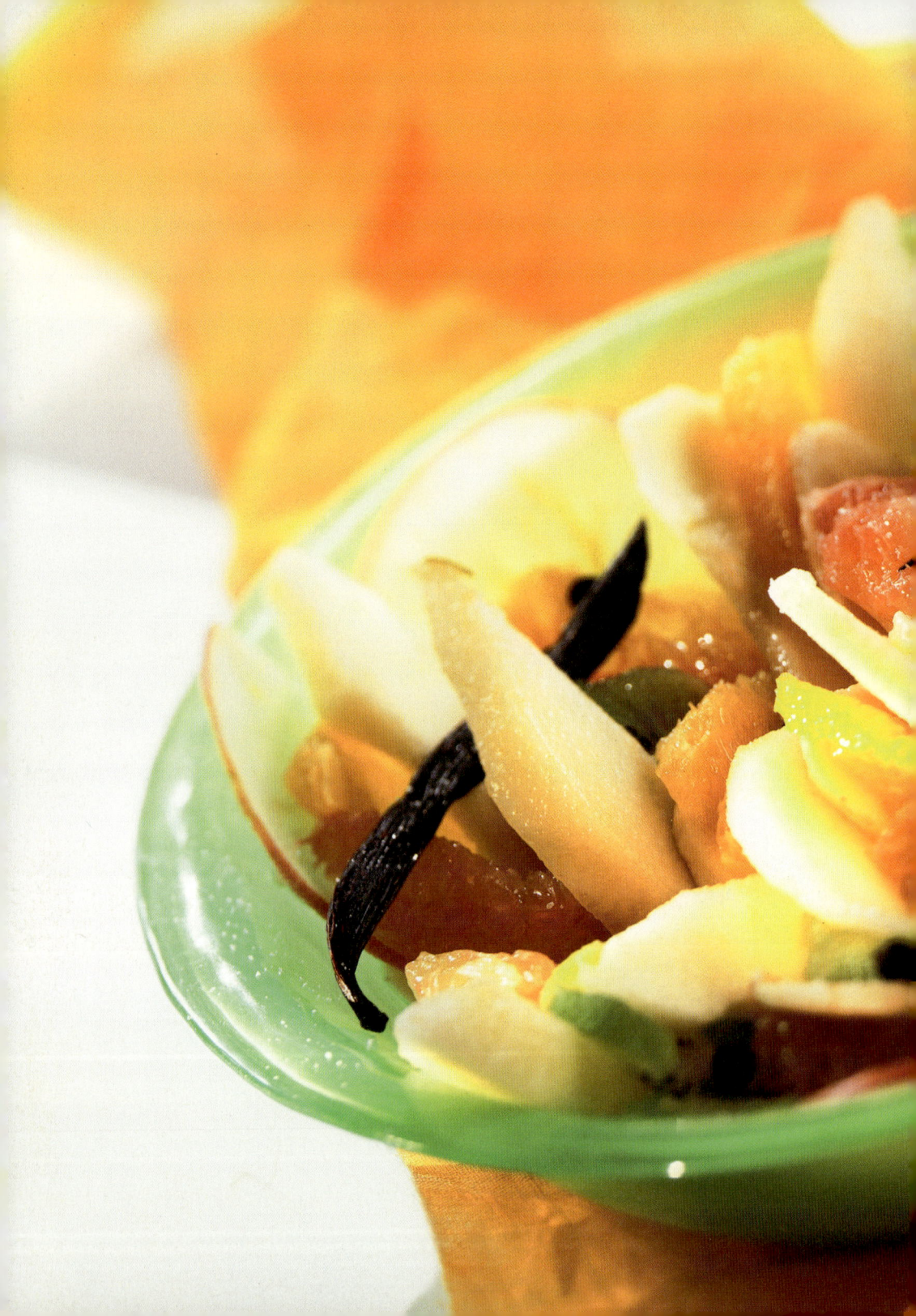

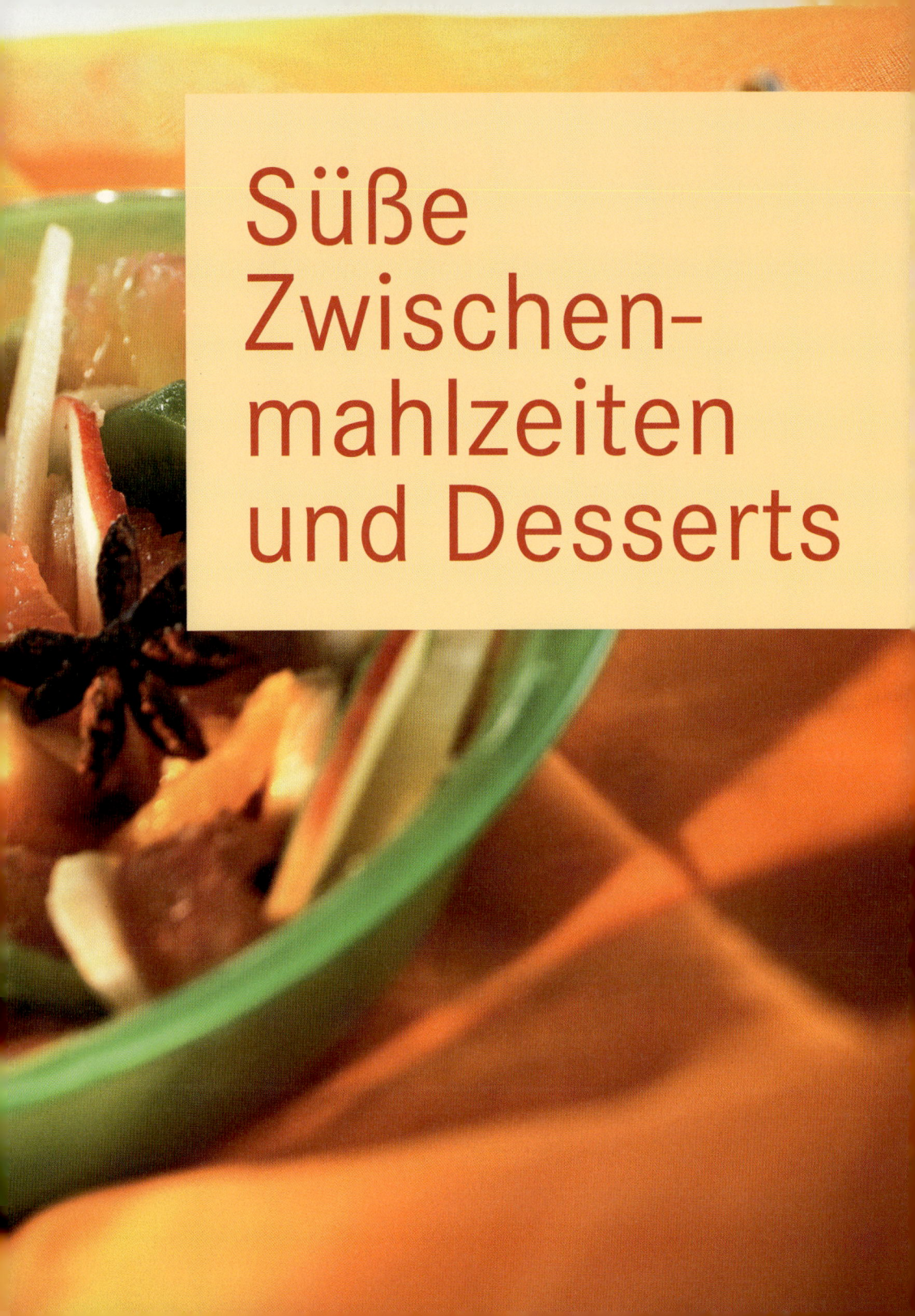

Süße Zwischen-
mahlzeiten
und Desserts

Zwischendurch etwas Süßes, ein Stück Kuchen oder einen erfrischenden Drink? Wenn Sie gerne naschen, sind unsere Rezepte genau richtig für Sie und Ihren Harnsäurespiegel. Lecker und trotzdem kalorien- und extrem harnsäurearm sind unsere Desserts, bei denen Ihnen sicher das Wasser im Munde zusammenläuft. Und da alkoholische Getränke die Ausscheidung von Harnsäure hemmen, zu einer verstärkten Harnsäurebildung führen und Bier sogar purinhaltig ist, haben wir Ihnen einige Anregungen für alkoholfreie, kreative Drinks und Shakes gegeben, die jeden Schluck zu einem Erlebnis werden lassen. Probieren Sie es einfach aus.

Rote Grütze

Für die Grütze

120 g Beeren (Johannisbeeren, Brombeeren, Himbeeren, Erdbeeren) und Kirschen, frisch oder tiefgekühlt
Mark von 1/2 Vanilleschote
60 ml Kirsch- oder Johannisbeersaft
1 EL Speisestärke (10 g)
Süßstoff

Für die Vanillecreme

Mark von 1/2 Vanilleschote
1 EL Milch, 1,5 % Fett (15 g)
50 g Naturjoghurt, 1,5 % Fett
Süßstoff

1 Die Beeren und die Kirschen waschen und verlesen, dann in einem Sieb gut abtropfen lassen. Tiefkühlware auftauen lassen. Die Beeren, die Kirschen und das Vanillemark in einem Topf erhitzen.
2 Von dem Saft 2 EL zur Speisestärke geben und glattrühren. Den restlichen Saft zu den Früchten im Topf geben und aufkochen lassen. Dann die aufgelöste Speisestärke unter Rühren dazugeben. Mit Süßstoff nach Belieben süßen. Die Grütze in eine Dessertschale füllen.
3 Für die Vanillecreme das Vanillemark zusammen mit der Milch und dem Joghurt glattrühren. Nach Belieben mit Süßstoff süßen. Die Creme vor dem Servieren über die Grütze gießen.

Eine Portion enthält:

112 Kilokalorien / 468 Kilojoule • 3 g Eiweiß • 2 g Fett • 19 g Kohlenhydrate • 24 mg Harnsäure • 5 g Ballaststoffe

Variante

Rote Grütze ist ein Lieblingsessen der Norddeutschen. Sie können die Obstsorten beliebig variieren.

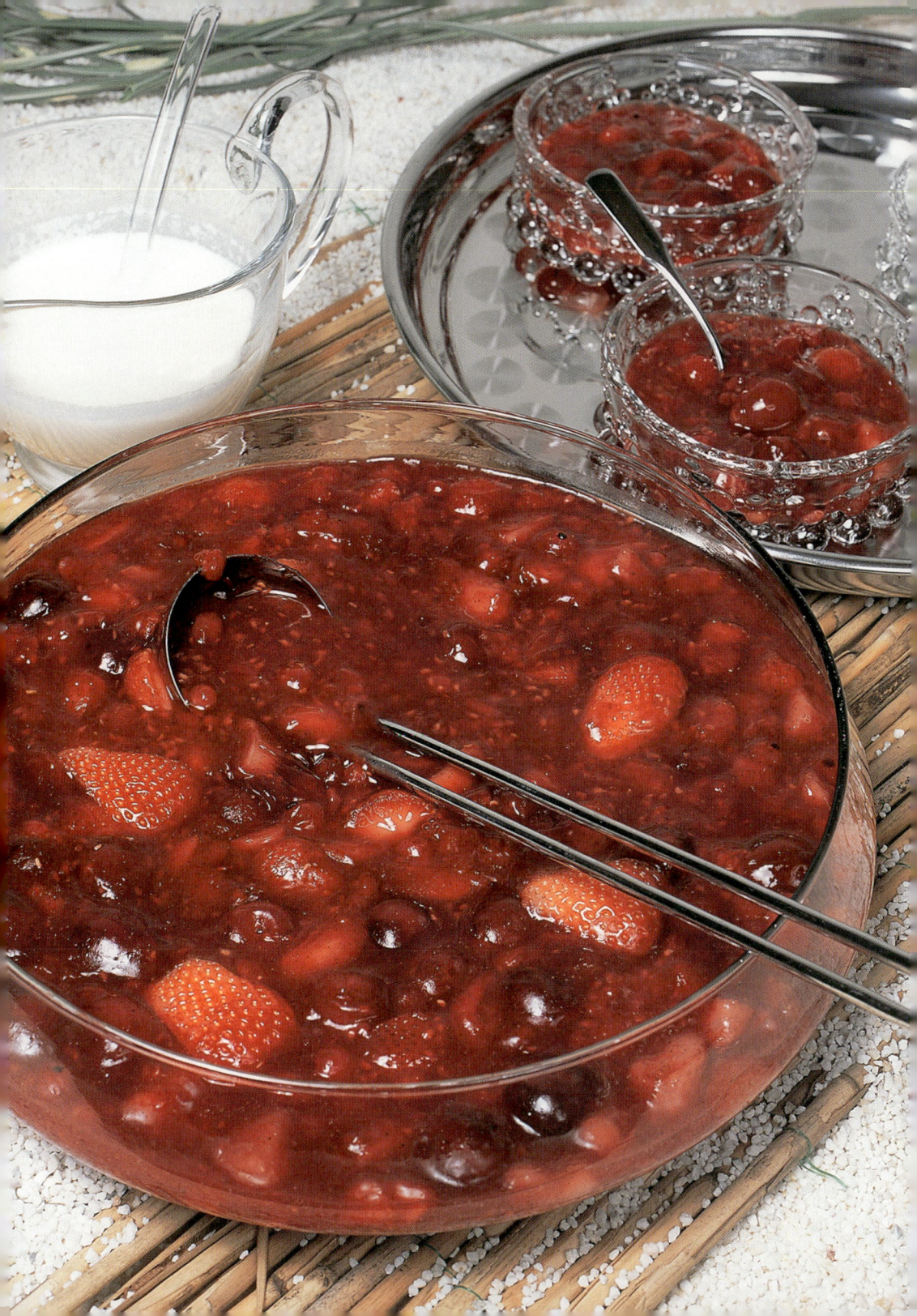

120 Magerquark
1 Schuss kohlensäure-
haltiges Mineralwasser
Zucker oder Süßstoff
$\frac{1}{2}$ Banane (50 g)
1 EL Zitronensaft (20 ml)

Bananenquark

1 Den Quark und das Mineralwasser mit den Schneebesen gut verrühren, bis eine cremige Masse entstanden ist. Nach Belieben süßen.
2 Die Banane in Scheiben schneiden und sofort mit dem Zitronensaft beträufeln. Die Bananenstücke vorsichtig unter den Quark heben.

Eine Portion enthält:

143 Kilokalorien / 598 Kilojoule • 17 g Eiweiß • 0 g Fett • 16 g Kohlenhydrate • 16 mg Harnsäure • 1 g Ballaststoffe

---

1 TL Leinsamen (5 g)
$\frac{1}{2}$ kleiner Apfel (50 g)
$\frac{1}{2}$ kleine Birne (50 g)
1 TL Zitronensaft (5 ml)
150 g Naturjoghurt,
1,5 % Fett
Süßstoff oder Zucker

Apfel-Birnen-Joghurt →

1 Den Leinsamen in einer Pfanne ohne Fett trocken anrösten.
2 Das Obst waschen, entkernen und das Fruchtfleisch in kleine Stücke schneiden. Sofort mit dem Zitronensaft beträufeln, damit das Obst nicht braun wird.
3 Den Naturjoghurt mit Süßstoff oder Zucker süßen. Den inzwischen abgekühlten Leinsamen unterrühren und zuletzt die Obststücke untermengen.

Eine Portion enthält:

138 Kilokalorien / 577 Kilojoule • 7 g Eiweiß • 4 g Fett • 18 g Kohlenhydrate • 20 mg Harnsäure • 4 g Ballaststoffe

TIPP

Obst und Gemüse enthalten, wie alle Pflanzen, wertvolle sekundäre Pflanzenstoffe. Dies ist eine Gruppe verschiedener Bioaktivstoffe, die lange Zeit unbeachtet blieben, deren Erforschung aber immer mehr vorangetrieben wird. Sekundäre Pflanzenstoffe sind Substanzen, die die Pflanzen als Abwehrstoffe gegen Schädlinge, als Farbstoffe und als Wachstumsregulatoren bilden und die für den menschlichen Organismus besonders gesundheitsfördernde Wirkungen haben können. Dazu gehören Karotinoide (in gelb-orangefarbenem Gemüse), pflanzliche Hormone mit krebshemmender Wirkung und die Phytosterine, die die Cholesterinaufnahme hemmen.

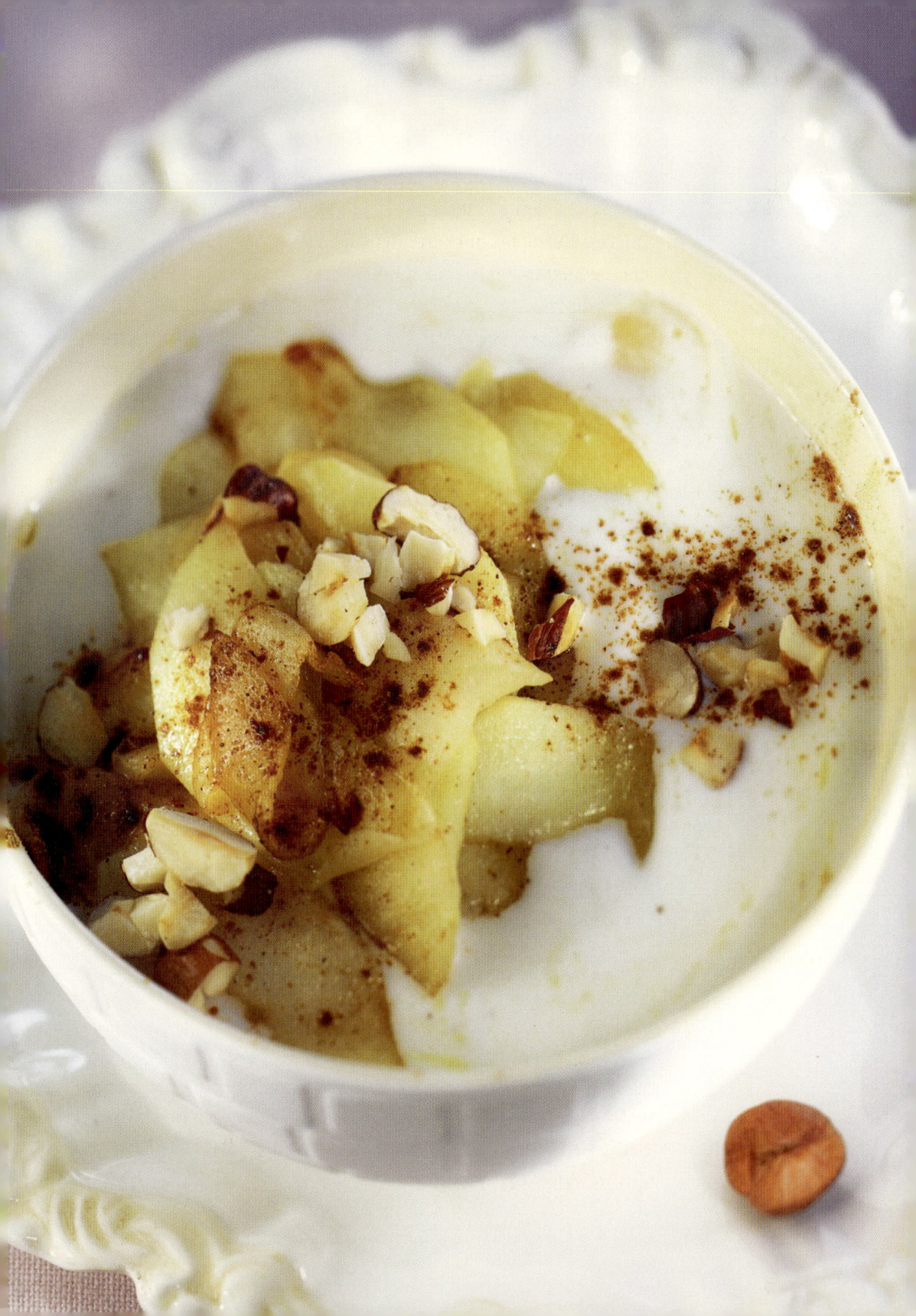

Obstspießchen mit Joghurtdekor und Zimt →

100 g Erdbeeren
60 g Karambole (Stern-
frucht)
1 kleine Kiwi (60 g)
1 kleiner Pfirsich (120 g)
$\frac{1}{2}$ kleine Birne (70 g)
1 TL Zitronensaft (5 g)
75 g Naturjoghurt, 1,5 %
Fett
Süßstoff
Mark von $\frac{1}{2}$ Vanilleschote
1 TL Zimt

Außerdem
2 Holzspießchen

1 Das Obst waschen, nur die Kiwi schälen, alles in kleine Stücke schneiden. Mit dem Zitronensaft beträufeln und abwechselnd auf die Spießchen stecken.

2 Den Joghurt mit Süßstoff und Vanillemark verrühren und über die Spieße ziehen. Mit Zimt bestreuen.

Eine Portion enthält:

224 Kilokalorien / 936 Kilojoule • 6 g Eiweiß • 2 g Fett • 40 g Kohlenhydrate • 62 mg Harnsäure • 9 g Ballaststoffe

TIPP

Bei der Zubereitung von frischer, gesunder Nahrung mit wenig Fleisch und noch weniger Fertigprodukten denken viele an eine aufwändige Haushaltsführung mit langen und häufigen Einkaufswegen und langen Garzeiten. Besonders für Berufstätige ist diese Vorstellung unangenehm, aber sie ist falsch, denn auch bei gesunder Ernährung können die Einkaufswege auf ein Minimum reduziert werden. Leicht verderbliche Lebensmittel müssen freilich ein- bis zweimal wöchentlich eingekauft werden, aber viele andere Produkte lassen sich gut lagern, und außerdem kann man immer wieder auf Tiefkühlware zurückgreifen.

Aprikosen-Brombeer-Speise

40 g Magerquark
50 g Naturjoghurt, 1,5 %
Fett
80 ml frisch gepresster
Orangensaft
Süßstoff
2 Aprikosen (90 g)
30 g Brombeeren

1 Den Quark mit dem Joghurt und dem Orangensaft glattrühren. Die Masse mit Süßstoff abschmecken.

2 Die Aprikosen waschen, halbieren, entkernen und in kleine Stücke schneiden. Die Brombeeren waschen, verlesen und gut abtropfen lassen. Zusammen mit den Aprikosen unter die Quark-Joghurt-Masse rühren.

Eine Portion enthält:

127 Kilokalorien / 530 Kilojoule • 9 g Eiweiß • 1 g Fett • 18 g Kohlenhydrate • 33 mg Harnsäure • 4 g Ballaststoffe

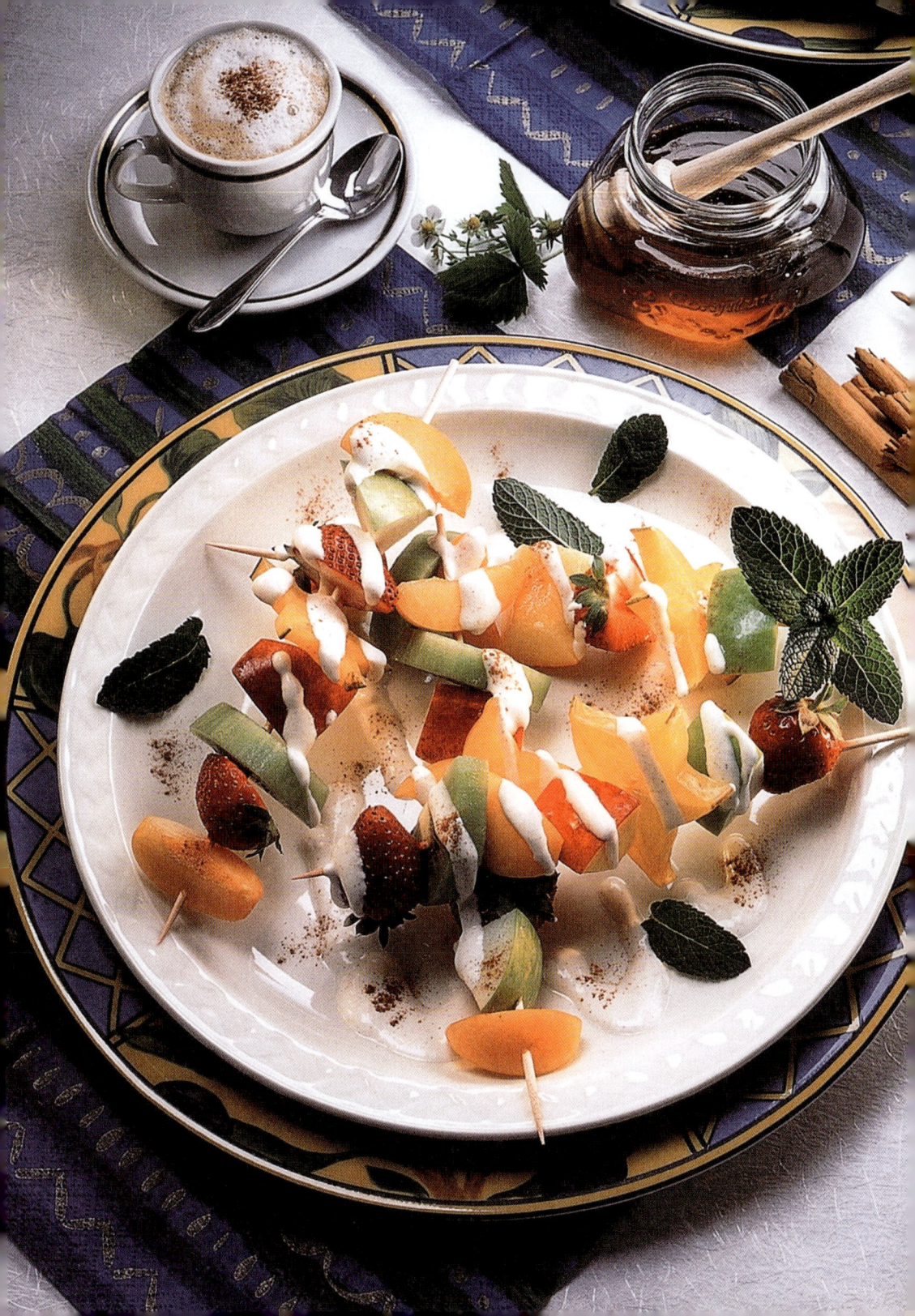

250 g Mehl Type 405
125 g zerlassene
Margarine oder Butter
250 g Zucker
1 Ei
1 Prise Salz
1 kg säuerliche Äpfel
(z. B. Boskoop)
2 EL Zitronensaft (40 ml)
1 TL Zimt
2 Päckchen Vanillepud-
dingpulver (75 g)
$\frac{1}{4}$ l Apfelsaft
150 g Marzipan-
rohmasse
3 EL Puderzucker (40 g)

Apfeltorte (12 Stücke)

1 Das Mehl fein sieben und mit der Butter, 80 Gramm Zucker, dem Ei und dem Salz zu einem glatten Teig verkneten. In Folie wickeln und eine Stunde kühl lagern.

2 Die Äpfel waschen, schälen und vierteln, die Kerngehäuse entfernen. Das Fruchtfleisch würfeln und Zitronensaft sowie Zimt darübergeben.

3 Das Puddingpulver mit etwas Apfelsaft nach Packungsangabe anrühren und den übrigen Saft mit dem restlichen Zucker zu einem Pudding verarbeiten. Den Backofen auf 175 °C (Gas Stufe 2, Umluft 160 °C) vorheizen. Den Boden einer Springform (etwa 28 cm Durchmesser) mit Backpapier auslegen.

4 Den Teig ausrollen, die Form damit auslegen und einen etwa

3 cm hohen Rand ausarbeiten. Im heißen Backofen auf mittlerer Schiene 15 Minuten vorbacken.

5 Die Apfelstücke mit der Puddingmasse verrühren und auf den Teig geben. Den Kuchen auf mittlerer Schiene in etwa 40 Minuten weiterbacken.

6 In der Zwischenzeit die Marzipanrohmasse mit dem Puderzucker verkneten, ausrollen und in etwa 1 cm breite Streifen schneiden. Gitterförmig auf dem Kuchen verteilen und weitere 15 Minuten backen, bis die Streifen goldbelb sind.

Eine Portion enthält:

392 Kilokalorien / 1639 Kilojoule • 4 g Eiweiß • 13 g Fett • 62 g Kohlenhydrate • 28 mg Harnsäure • 4 g Ballaststoffe

TIPP

Für die Apfeltorte eignen sich vor allem feste, säuerliche Apfelsorten wie der Boskoop. Sie zerfallen beim Kochen nicht so leicht, entwickeln beim Erhitzen erst richtig ihren aromatischen Geschmack und lassen sich gut weiterverarbeiten. Der Boskoop ist ein großfruchtiger Apfel mit rauer Schale, der zum Rohessen fast zu säuerlich ist. Für den Kuchen und zum Apfelkompott ist er aber bestens geeignet.

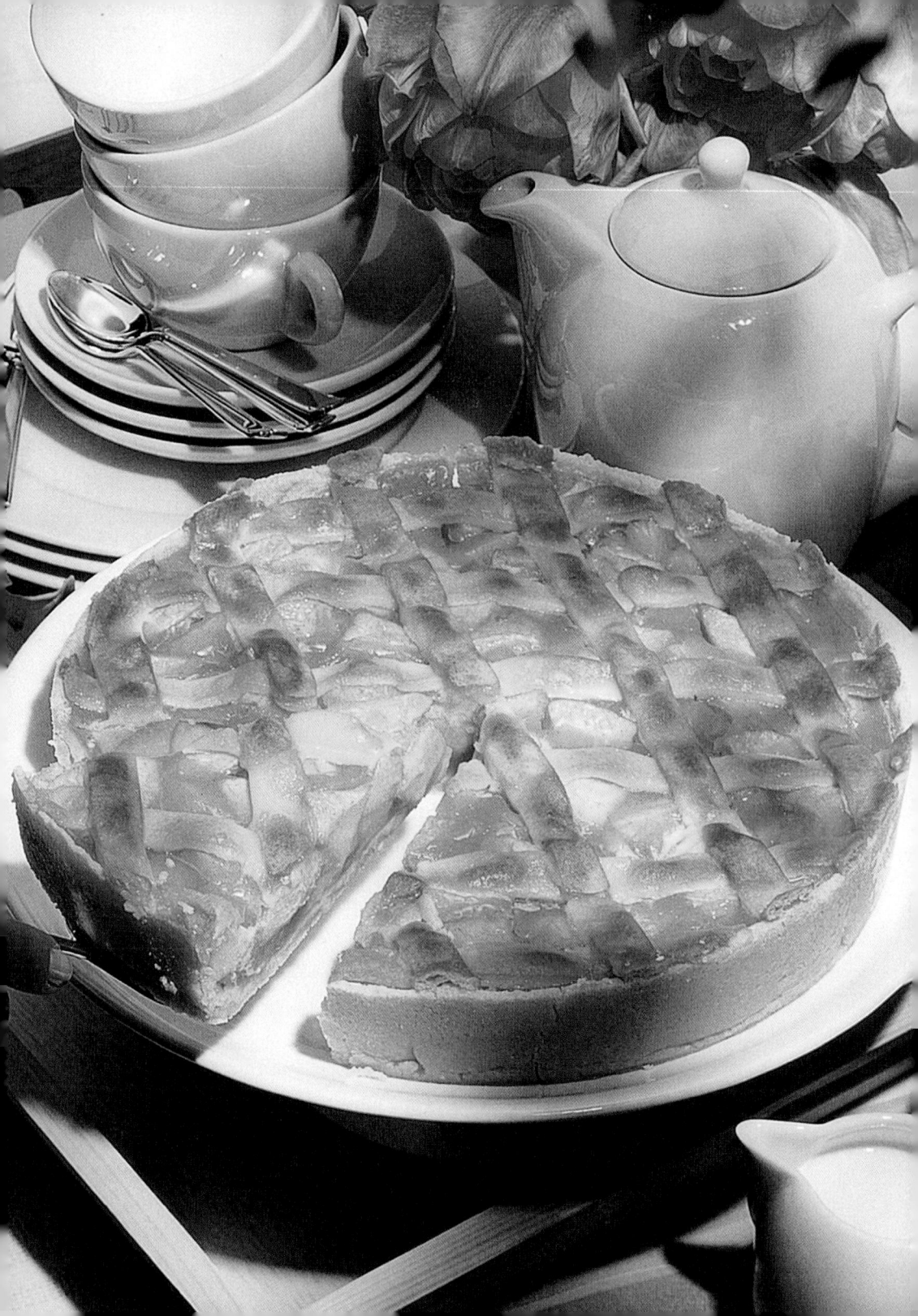

Flotter Käsekuchen (12 Stücke)

4 Eier
125 g Margarine oder Butter
100 g Zucker oder 1 ½ TL Süßstoff
1 Päckchen Vanillezucker
1 unbehandelte Zitrone
1 kg Schichtkäse
4 EL Milch, 1,5 % Fett (60 ml)
1 Prise Salz
6 EL Grieß (70 g)
Eventuell eine Handvoll Rosinen

Außerdem
½ TL Sonnenblumenöl
2 EL Semmelbrösel

1 Die Eier trennen. Die zimmerwarme Margarine und die Eigelbe mit dem Handrührgerät etwa 2 Minuten schaumig rühren, dabei nach und nach den Zucker oder Süßstoff sowie den Vanillezucker zugeben. Den Saft und die abgeriebene Schale der Zitrone, den Schichtkäse, die Milch und das Salz unterrühren.

2 Die Eiweiße mit dem Handrührgerät steifschlagen und auf die Quarkmasse geben. Den Grieß darüberstreuen und alles, auch die Rosinen, vorsichtig unterheben.

3 Den Backofen auf 200 °C (Gas Stufe 3–4, Umluft 180 °C) vorheizen. Eine Springform (etwa 28 cm Durchmesser) mit dem Öl auspinseln und mit den Semmelbröseln ausstreuen. Den Kuchenteig einfüllen und im heißen Backofen auf mittlerer Schiene in etwa 50 Minuten backen.

Info Anstelle der üppigen Schlagsahne schmeckt auch eine Vanillesauce (kalt oder warm) gut zu diesem Kuchen.

Eine Portion enthält:

285 Kilokalorien / 1191 Kilojoule • 14 g Eiweiß • 15 g Fett • 20 g Kohlenhydrate • 11 mg Harnsäure • 0 g Ballaststoffe

TIPP

Käsekuchen lässt sich leicht abwandeln. So können Sie verschiedene Obstsorten in den Kuchen geben, beispielsweise Apfelspalten, abgetropften Dosenpfirsich oder frische, geschälte Pfirsichstücke, Birnenstücke, Aprikosen. Über die Frage, ob der Käsekuchen mit oder ohne Rosinen besser schmeckt, lassen sich unter Kuchenfreunden wunderbare Diskussionen anzetteln. Während die einen gar nicht genug Rosinen im Kuchen haben können, würden die anderen am liebsten ihre gute Kinderstube vergessen und die ungeliebten Früchte herauspulen und am Tellerrand aufstapeln.
Ob mit oder ohne Früchte: Letztlich ist das alles Geschmacksache, und über Geschmack lässt sich bekanntlich nicht streiten …

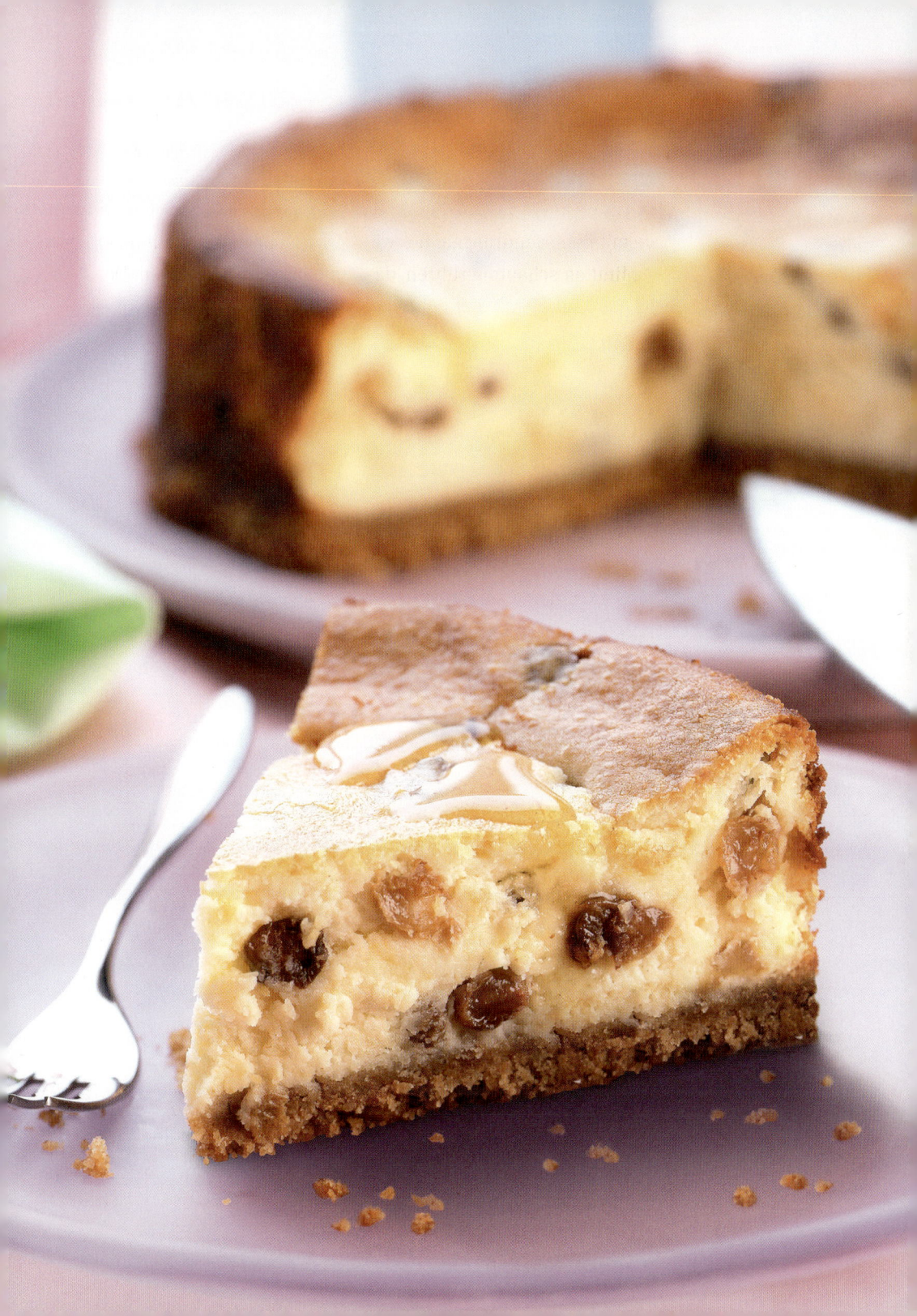

Heidelbeer-Halbgefrorenes

40 g Magerquark
1 EL Naturjoghurt, 1.5 %
Fett (20 g)
Mark von einer Viertel
Vanilleschote
Süßstoff
100 g Heidelbeeren,
tiefgekühlt
Einige Blättchen
Zitronenmelisse

1 Den Quark und den Joghurt mit einem Schneebesen kräftig verrühren. Das Vanillemark unter die Quarkmasse rühren und nach Belieben mit Süßstoff süßen.

2 Die tiefgefrorenen Heidelbeeren dazugeben, alles fein pürieren und mit Zitronenmelisse garniert sofort servieren.

Eine Portion enthält:

134 Kilokalorien / 560 Kilojoule • 7 g Eiweiß • 1 g Fett • 22 g Kohlenhydrate • 20 mg Harnsäure • 5 g Ballaststoffe

Heidelbeer-Shake

100 g Heidelbeeren,
frisch oder tiefgekühlt
200 ml Milch, 1.5 % Fett
Süßstoff oder Honig
Mark von einer Viertel
Vanilleschote

1 Die Heidelbeeren verlesen, waschen und gut abtropfen lassen. Tiefgefrorene Beeren auftauen lassen. Die Beeren in die Milch geben, pürieren.

2 Das Vanillemark zum Shake geben und kurz verquirlen.

Eine Portion enthält:

192 Kilokalorien / 803 Kilojoule • 7 g Eiweiß • 4 g Fett • 29 g Kohlenhydrate • 20 mg Harnsäure • 5 g Ballaststoffe

Mango-Vanille-Drink

150 g Naturjoghurt,
1,5 % Fett
1/2 Mango (75 g)
Zitronensaft
Süßstoff oder Zucker
Mark von 1/2 Vanilleschote
3 EL eisgekühltes Mineralwasser (50 ml)

1 Den Joghurt, die Mango und nach Belieben Zitronensaft in einem Mixbecher pürieren.

2 Süßen, das Vanillemark dazugeben und mit dem Mineralwasser nochmals verquirlen.

Eine Portion enthält:

124 Kilokalorien / 518 Kilojoule • 6 g Eiweiß • 3 g Fett • 19 g Kohlenhydrate • 11 mg Harnsäure • 1 g Ballaststoffe

TIPP

Einen erfrischenden Milch- oder Joghurtmix können Sie auch mit 2 Esslöffeln Sanddornmark und etwas Zucker herstellen. Schmeckt köstlich und versorgt Sie mit Vitamin C.

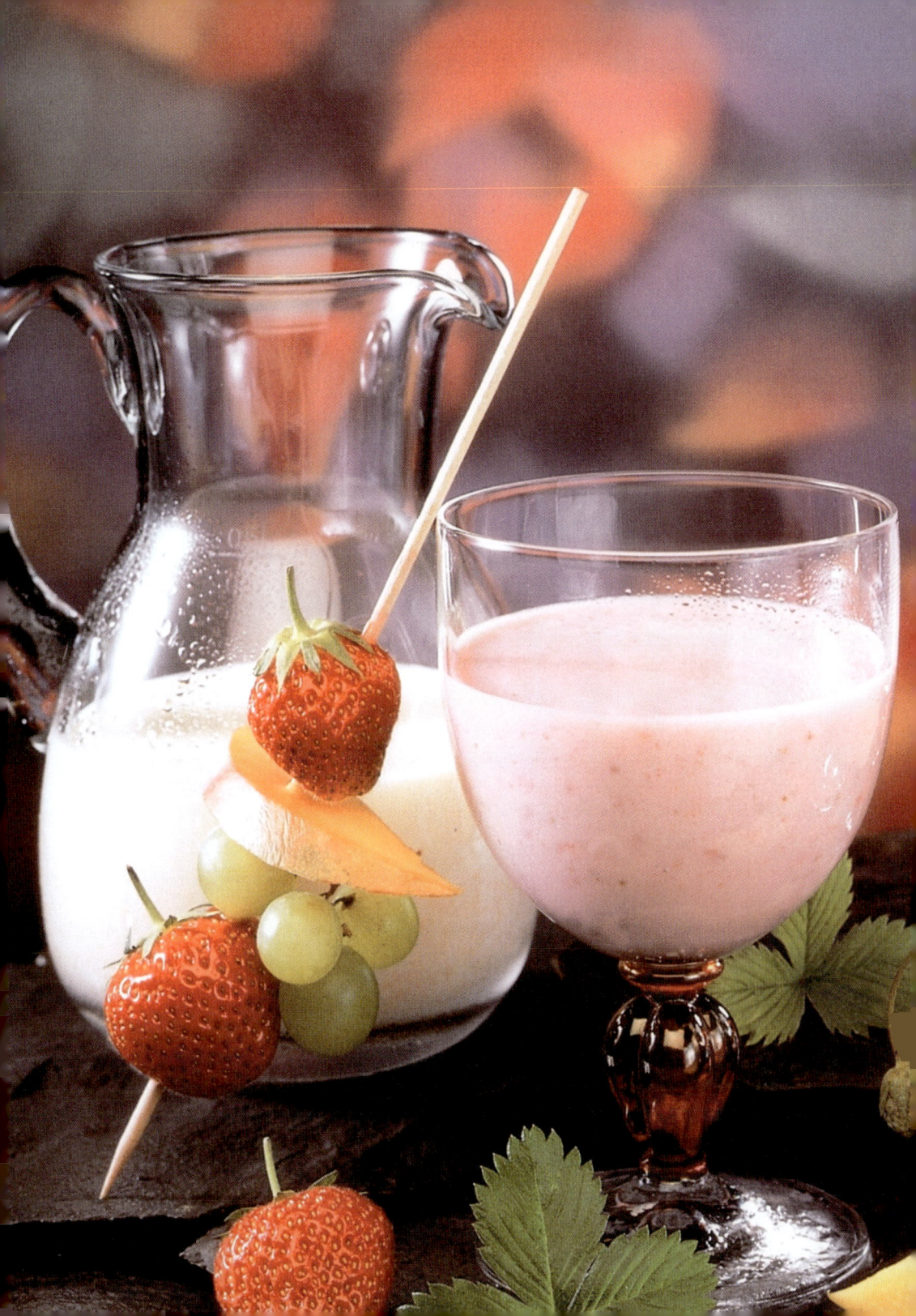

Anhang
Über dieses Buch

Sven-David Müller war zehn Jahre als Diätassistent und Diabetesberater an der Universität Aachen beschäftigt. Er hat sich auf die diätetische Behandlung von Stoffwechselerkrankungen spezialisiert. Heute lebt er in Berlin und leitet das Zentrum für Ernährungskommunikation und Gesundheitspublizistik (ZEK). Durch seine Bücher, Vorträge und Seminare sowie Auftritte in den Medien ist Sven-David Müller als Diät- und Ernährungsexperte bekannt geworden. Er ist Erster Vorsitzender des Deutschen Kompetenzzentrums Gesundheitsförderung und Diätetik e.V. und wurde 2005 für seinen ehrenamtlichen Einsatz in der Ernährungsaufklärung mit dem Bundesverdienstkreuz ausgezeichnet.

Haftungsausschluss

Die Inhalte dieses Buches sind sorgfältig recherchiert und erarbeitet worden. Dennoch kann weder der Autor noch der Verlag für die Angaben in diesem Buch eine Haftung übernehmen.

Weiterhin erklären Autoren und Verlag ausdrücklich, dass sie trotz sorgfältiger Auswahl keinerlei Einfluss auf die Gestaltung und die Inhalte der gelinkten Seiten haben. Deshalb distanzieren sich Verlag und Autoren hiermit ausdrücklich von allen Inhalten aller Seiten und machen sich diese Inhalte nicht zu Eigen. Diese Erklärung gilt für alle in diesem Buch aufgeführten Links.

Bildnachweis

Alle Fotos: Alle Fotos: Weltbild Fotoarchiv, außer: privat: 6, 8; StockFood: 43 (U.Kopp), 53 (S. Stowell), 59, 65 (Studio Bonisolli), 79 (U. Holsten), 89, 111 (H. Bischof), 93 (I. Batchelor), 99 (Bayside)

Impressum

Es ist nicht gestattet, Abbildungen und Texte dieses Buches zu digitalisieren, auf digitale Medien zu speichern oder einzeln oder zusammen mit anderen Bildvorlagen/Texten zu manipulieren, es sei denn mit schriftlicher Genehmigung des Verlages.

Weltbild Buchverlag – Originalausgaben –
© 2008 Verlagsgruppe Weltbild GmbH, Steinerne Furt, 86167 Augsburg
Alle Rechte vorbehalten

Projektleitung: Dr. Ulrike Strerath-Bolz
Umschlaggestaltung: X-Design, München
Umschlagabbildung: mauritius images (age)
Reproduktion: Point of Media GmbH, Augsburg

Layoutrealisation und Satz: Dirk Risch, Berlin
Druck und Bindung: TYPOS-Digital Print, Plzen
Gedruckt auf chlorfrei gebleichtem Papier
Printed in the EU

ISBN 978-3-89897-926-9

Empfehlenswerte Internetseiten

www.dge.de	Internetseiten der Deutschen Gesellschaft für Ernährung (DGE) e.V.
www.nutrimedic.de	Ernährungsportal
www.dkgd.de	Internetseiten des Deutschen Kompetenzzentrum Gesundheitsförderung und Diätetik e.V.
www.finde-deine-diaet.de	Portal zur gesunden Gewichtsreduktion
www.aid.de	Internetseiten des AID e.V. mit wichtigen Lebensmittel- und Ernährungsinformationen
www.vdd.de	Internetseite des Berufsverbandes der Diätassistenten (VDD) e.V.
www.vdoe.de	Internetseite des Berufsverbandes der Ernährungswissenschaftler
www.capejune.de	Individuelle Vitamin- und Mineralstoffbedarfermittlung und Produktion individualisierter Vitamin-Mineralstoffpräparate

Zahlreiche Internetseiten und Bücher beschäftigen sich mit dem weiten Themenfeld der gesunden Ernährung. Sie können eine kompetente Beratung durch Diätspezialisten jedoch nicht ersetzen. Vor allem, wenn Sie gesundheitliche Probleme haben, ist ein Termin bei einer Diätassistentin oder einem Diätassistenten ist der sichere Weg zu einer guten, bewussten Ernährung.

Zum Weiterlesen

Christiane Weißenberger und Sven-David Müller-Nothmann: Ernährungsratgeber Gicht. © Schlütersche Verlagsanstalt. Hannover 2007

Sven-David Müller-Nothmann: Rheuma-Gicht-Ampel. © Knaur Verlag. München 2004

Sven-David Müller-Nothmann: Kalorien-Ampel. © Knaur Verlag. München 2005

Sven-David Müller-Nothmann: Die Müller-Diät. © Schlütersche Verlagsanstalt. Hannover 2005

Kathrin Raschke und Sven-David Müller-Nothmann: Das Kalorien-Nährwert-Lexikon. © Schlütersche Verlagsanstalt. Hannover 2004

Wichtige Organisationen

Deutsche Gesellschaft für Ernährung (DGE) e.V.

Status: Eingetragener Verein mit staatlicher Förderung
Godesberger Allee 18,
53175 Bonn
Telefon: 0228 / 3776-600,
Telefax: 0228 / 3776-800
E-Mail: webmaster@dge.de
Internet: www.dge.de

Bei den hier aufgeführten Organisationen erhalten Sie kompetenten Rat und Hilfe bei der Suche nach Spezialisten vor Ort. Als erste Orientierung bieten sich die aufgeführten Internetseiten an, wo Antworten auf zahlreiche häufig gestellte Fragen zu finden sind.

aid infodienst

Verbraucherschutz, Ernährung, Landwirtschaft e.V.
Status: Eingetragener Verein mit staatlicher Förderung
Friedrich-Ebert-Straße 3,
53177 Bonn
Telefon: 0228-8499-0,
Telefax: 0228-84992163
E-Mail: aid@aid.de
Internet: www.aid.de

Deutsches Kompetenzzentrum Gesundheitsförderung und Diätetik e.V.

c/o Dipl.-Theo. Mareike Carlitscheck
Adolphstraße 5, 50679 Köln
E-Mail: kompetenz-zentrum@email.de
Internet: www.dkgd.de

Zentrum für Ernährungsberatung und Gesundheitspublizistik (ZEK)

Sven-David Müller-Nothmann
Wielandstraße 4, 10625 Berlin
E-Mail: diaetmueller@web.de
Internet: www.nutrimedic.de

HARNSÄUREAUSTAUSCHTABELLE

Jeweils 100 mg Harnsäure sind enthalten in

1. Fleisch

41 g	Schaf Kotelett (mf) frisch gegart	259,1 kcal/100 g
47 g	Kalb Fleisch (ma) frisch gegart	137,0 kcal/100 g
47 g	Schwein Fleisch gegart	201,0 kcal/100 g
51 g	Kalb Rücken (Kotelett) (mf) frisch gegart	171,8 kcal/100 g
51 g	Kalb Fleisch gegart	152,5 kcal/100 g
51 g	Kalb Fleisch (mf) frisch gegart	152,5 kcal/100 g
51 g	Kalb Vorderhaxe (mf) frisch gegart	174,5 kcal/100 g
51 g	Schwein Kotelett (mf) frisch gegart	210,6 kcal/100 g
55 g	Schwein Hackfleisch gegart	263,9 kcal/100 g
56 g	Schaf Fleisch (ma) frisch gegart	180,0 kcal/100 g
57 g	Schaf Bratenfleisch (mf) frisch gegart	270,1 kcal/100 g
58 g	Schwein Eisbein vorn (mf) frisch gegart (gekocht)	208,7 kcal/100 g
60 g	Rind Fleisch (ma) frisch gegart	151,1 kcal/100 g
61 g	Rind/Schwein Hackfleisch gegart	239,2 kcal/100 g
63 g	Schwein Schnitzel	107,1 kcal/100 g
65 g	Rind Filet (Lende) (ma) frisch gegart	152,0 kcal/100 g
66 g	Rind Hackfleisch gegart	223,0 kcal/100 g
67 g	Schwein Fleisch mager (ma)	135,8 kcal/100 g
68 g	Schaf Fleisch (fe) frisch gegart	307,1 kcal/100 g
68 g	Rind Fleisch (mf) frisch gegart	180,4 kcal/100 g
68 g	Schwein Fleisch mittelfett (mf)	176,9 kcal/100 g
72 g	Rind Fleisch (fe) frisch gegart	208,4 kcal/100 g
77 g	Tatar (Schabefleisch) frisch	113,5 kcal/100 g
78 g	Schwein Fleisch fett (fe)	215,1 kcal/100 g
78 g	Schwein Fleisch gepökelt ungeräuchert	137,2 kcal/100 g
79 g	Schwein Fleisch gepökelt geräuchert	139,6 kcal/100 g
97 g	Corned Beef deutsch Konserve	126,2 kcal/100 g
100 g	Ragout Fin Konserve	133,1 kcal/100 g
143 g	Gulaschsuppe Konserve	109,7 kcal/100 g

Die tägliche Gesamtzufuhr von Harnsäure sollte 300 mg nicht überschreiten, wenn Sie bereits einen erhöhten Harnsäurespiegel haben, den Sie senken wollen. Die hier abgedruckte Liste ermöglicht Ihnen einen schnellen Zugriff auf die Harnsäurewerte der wichtigsten Lebensmittel.

2. Innereien, Geflügel, Wild

7 g	Kalb Bries gegart	104,7 kcal/100 g
20 g	Schwein Lunge gegart	101,6 kcal/100 g
26 g	Schwein Niere gegart	114,7 kcal/100 g
32 g	Rind Niere gegart	101,6 kcal/100 g
34 g	Rind Herz gegart	102,5 kcal/100 g
34 g	Rind Leber gegart	147,0 kcal/100 g
35 g	Schwein Leber gegart	123,3 kcal/100 g
35 g	Kalb Leber gegart	146,5 kcal/100 g
36 g	Kalb Niere gegart	116,4 kcal/100 g
36 g	Brathähnchen Leber gegart	146,7 kcal/100 g
36 g	Pferd Fleisch gegart	154,4 kcal/100 g
39 g	Gans Fleisch mit Haut frisch gegart	279,2 kcal/100 g
41 g	Gans Schenkel frisch gegart	186,2 kcal/100 g
41 g	Suppenhuhn Schenkel frisch gegart	303,5 kcal/100 g
46 g	Pute Fleisch mit Haut frisch gegart	253,3 kcal/100 g
47 g	Taube Fleisch mit Haut frisch gegart	245,2 kcal/100 g
48 g	Schwein Herz gegart	108,0 kcal/100 g
55 g	Ziege Fleisch (mf) frisch gegart	191,4 kcal/100 g
56 g	Brathähnchen Brustfilet frisch	101,8 kcal/100 g
56 g	Rind Zunge gegart	187,9 kcal/100 g
56 g	Kalb Zunge gegart	173,5 kcal/100 g
57 g	Schwein Magen gegart	152,2 kcal/100 g
58 g	Brathähnchen Schenkel frisch gegart	214,4 kcal/100 g
59 g	Pute Fleisch mit Haut	216,3 kcal/100 g
61 g	Rind Magen/Kutteln gegart	97,8 kcal/100 g
63 g	Suppenhuhn Fleisch mit Haut	256,7 kcal/100 g
63 g	Schwein Zunge gegart	196,7 kcal/100 g
64 g	Pute Schenkel frisch gegart	188,8 kcal/100 g
65 g	Hirsch Fleisch (mf) frisch gegart	149,4 kcal/100 g
65 g	Reh Fleisch (mf) frisch gegart	160,1 kcal/100 g
65 g	Hase Fleisch (ma) frisch gegart	152,7 kcal/100 g
67 g	Baby-Pute frisch	151,1 kcal/100 g
67 g	Wachtel Fleisch mit Haut frisch	175,0 kcal/100 g
68 g	Ferkel Fleisch (mf) frisch	176,9 kcal/100 g
76 g	Hauskaninchen Fleisch gegart	188,1 kcal/100 g
83 g	Pute Brust frisch	106,6 kcal/100 g
91 g	Ente Fleisch (mf) frisch	225,6 kcal/100 g

Fleisch und vor allem Innereien haben einen sehr hohen Purin- und einen entsprechend hohen Harnsäuregehalt. Vor allem Innereien sollten Sie meiden, wenn Sie Ihren Harnsäurespiegel senken wollen. Mageres Brustfleisch vom Geflügel enthält wesentlich weniger Harnsäure.

3. Wurst

27 g	Schwartenmagen	180,7 kcal/100 g
52 g	Weißer Preßkopf	220,4 kcal/100 g
57 g	Braunschweiger Mettwurst	364,7 kcal/100 g
61 g	Leberpastete	299,5 kcal/100 g
65 g	Kalbsleberwurst	316,7 kcal/100 g
70 g	Gefüllte Kalbsbrust	192,4 kcal/100 g
71 g	Leberwurst fein	328,4 kcal/100 g
74 g	Geflügelmortadella	174,0 kcal/100 g
75 g	Cervelatwurst	369,5 kcal/100 g
76 g	Leberwurst einfach	329,8 kcal/100 g
76 g	Schwein Schinken gekocht ungeräuchert	112,8 kcal/100 g
79 g	Salami	359,9 kcal/100 g
79 g	Schwein Schinken roh geräuchert (Lachsschinken)	116,4 kcal/100 g
79 g	Bauernbratwurst	306,4 kcal/100 g
83 g	Sülzen und Aspik	109,5 kcal/100 g
84 g	Pökelwaren Rippchen/Schälrippchen	147,5 kcal/100 g
84 g	Jagdwurst (Süddeutsche und Norddeutsche)	218,0 kcal/100 g
86 g	Mortadella Konserve	308,6 kcal/100 g
87 g	Schinkenwurst grob/Lyoner grob	293,3 kcal/100 g
88 g	Kasseler	171,8 kcal/100 g
89 g	Schinkenwurst	294,5 kcal/100 g
94 g	Rostbratwurst	329,1 kcal/100 g
96 g	Frankfurter Rindswurst/Rote	249,5 kcal/100 g
98 g	Weißwurst Münchener	270,6 kcal/100 g
100 g	Leberkäse	269,1 kcal/100 g
104 g	Wiener Würstchen Konserve	304,5 kcal/100 g
105 g	Schwein Speck roh geräuchert	320,3 kcal/100 g
106 g	Fleischkäse	302,3 kcal/100 g
108 g	Bockwurst	296,4 kcal/100 g
108 g	Würstchen/Bockwurst/Wiener Würstchen	296,4 kcal/100 g
109 g	Krakauer	299,2 kcal/100 g
110 g	Knackwurst/Servela	283,2 kcal/100 g
116 g	Teewurst	367,4 kcal/100 g

Wurstwaren enthalten nicht nur verhältnismäßig viel Harnsäure, sondern auch jede Menge versteckte Fette. Wer also nicht nur seinen Harnsäurespiegel senken will, sondern auch ein paar Pfunde verlieren möchte, sollte Wurstwaren nur sehr sparsam zu sich nehmen oder ganz meiden.

118 g	Fleischwurst / Stadtwurst	282,7 kcal/100 g
120 g	Filetblutwurst	247,1 kcal/100 g
120 g	Cabanossi	451,2 kcal/100 g
125 g	Curry-Bratwurst	272,7 kcal/100 g
128 g	Bierwurst	251,7 kcal/100 g
130 g	Landjäger	456,5 kcal/100 g
149 g	Gelbwurst	284,9 kcal/100 g

4. Fisch

So gesund Fisch, vor allem Seefisch, auch sein mag: Die Harnsäurewerte sind leider ebenso hoch wie beim Fleisch. Achten Sie bei Fischmahlzeiten also besonders auf kleine Mengen und verzehren Sie den Fisch mit reichlich Gemüse und Salat. Lernen Sie, den guten Geschmack auch kleiner Portionen ganz bewusst zu genießen.

21 g	Stockfisch tiefgefroren	333,2 kcal/100 g
22 g	Sprotte geräuchert	225,6 kcal/100 g
23 g	Sprotte frisch	214,6 kcal/100 g
25 g	Sardine gegart	138,4 kcal/100 g
27 g	Sardine geräuchert	126,0 kcal/100 g
29 g	Forelle frisch gegart Fischzuschnitt	122,6 kcal/100 g
30 g	Jacobsmuschel	77,0 kcal/100 g
32 g	Renke frisch gegart Fischzuschnitt	109,9 kcal/100 g
32 g	Forelle geräuchert	120,0 kcal/100 g
32 g	Lachsfische gegart	98,2 kcal/100 g
33 g	Sardelle gesalzen	94,9 kcal/100 g
37 g	Sardine Konserve in Öl	266,3 kcal/100 g
41 g	Matjeshering gesalzen	282,0 kcal/100 g
45 g	Bückling	217,3 kcal/100 g
46 g	Heringsfische, Makrelen, Thunfisch gegart	137,4 kcal/100 g
50 g	Bismarckhering Konserve, abgetropft	180,0 kcal/100 g
51 g	Dorschartige Fische gegart	95,4 kcal/100 g
51 g	Heilbutt frisch gegart Fischzuschnitt	112,6 kcal/100 g
53 g	Fische gegart	96,1 kcal/100 g
53 g	Karpfen frisch gegart Fischzuschnitt	122,4 kcal/100 g
56 g	Lachs geräuchert	138,4 kcal/100 g
58 g	Heringsfilet in Tomatensauce	184,3 kcal/100 g
58 g	Brathering Konserve, abgetropft	192,6 kcal/100 g
59 g	Lachs frisch	130,7 kcal/100 g
60 g	Thunfisch frisch gebraten Fischzuschnitt	252,9 kcal/100 g
61 g	Hering Konserve in Öl	335,1 kcal/100 g

61 g	Makrele frisch gegart Fischzuschnitt	210,3 kcal/100 g
61 g	Schellfisch frisch gegart Fischzuschnitt	91,3 kcal/100 g
61 g	Hecht frisch gegart Fischzuschnitt	93,5 kcal/100 g
65 g	Seezunge frisch gegart Fischzuschnitt	97,5 kcal/100 g
66 g	Scholle frisch gegart Fischzuschnitt	104,7 kcal/100 g
66 g	Barsch frisch gegart Fischzuschnitt	93,0 kcal/100 g
67 g	Rotbarsch frisch gegart Fischzuschnitt	125,5 kcal/100 g
67 g	Krabbe klein (Shrimps) gegart	93,2 kcal/100 g
67 g	Krebstiere (Krustentiere) gegart	93,2 kcal/100 g
69 g	Kaviar echt	259,3 kcal/100 g
71 g	Steinbutt frisch gegart Fischzuschnitt	97,5 kcal/100 g
72 g	Flunder frisch gegart Fischzuschnitt	111,9 kcal/100 g
77 g	Wels frisch gegart Fischzuschnitt	161,3 kcal/100 g
77 g	Dornhai(Seeaal)/Schillerlocke	153,9 kcal/100 g
77 g	Seeteufel frisch	74,1 kcal/100 g
78 g	Tintenfisch tiefgefroren gegart	95,1 kcal/100 g
78 g	Kabeljau tiefgefroren gegart	89,6 kcal/100 g
78 g	Zander frisch gegart Fischzuschnitt	96,1 kcal/100 g
83 g	Hummer frisch gegart	88,2 kcal/100 g
85 g	Thunfisch Konserve in Öl	347,3 kcal/100 g
85 g	Heringsfilet in Sahne-Meerrettichcreme	176,1 kcal/100 g
88 g	Miesmuschel frisch gegart	68,8 kcal/100 g
88 g	Makrele Konserve in Öl	316,2 kcal/100 g
94 g	Schwarzer Heilbutt geräuchert	185,9 kcal/100 g
96 g	Fischstäbchen paniert tiefgefroren	118,3 kcal/100 g
102 g	Kaviarersatz	101,8 kcal/100 g
108 g	Schleie frisch gegart Fischzuschnitt	89,4 kcal/100 g
110 g	Auster frisch gegart	65,0 kcal/100 g
111 g	Auster frisch	63,1 kcal/100 g
114 g	Miesmuschel Konserve in Öl	225,4 kcal/100 g
128 g	Aal frisch Fischzuschnitt gegart	266,5 kcal/100 g
147 g	Aal geräuchert	290,4 kcal/100 g
154 g	Garnele frisch	101,6 kcal/100 g
164 g	Flusskrebs (Edelkrebs) gegart	92,0 kcal/100 g
169 g	Languste Konserve abgetropft	100,9 kcal/100 g

Auch die Garmethode macht sich beim Harnsäurewert bemerkbar. Gebratenes enthält wesentlich mehr Harnsäure als Gekochtes. Der Grund: Ein Teil der Purine geht ins Kochwasser über und wird in der Folge nicht verzehrt. Allerdings sollten Sie das Kochwasser in solchen Fällen nicht zum Herstellen einer Sauce verwenden.

Stichwortregister

Rezeptregister